INHALT

DANK & ANERKENNUNG

Diese der Gesundheit des Menschen dienende Abhandlung widme ich meiner Frau Theresia.

Mit ihrer unermüdlichen Dynamik und befruchtenden Kreativität hat sie mich bei der Abfassung der Studie stets begleitet, wesentlich unterstützt und gefördert und mich in hohem Maße ermutigt.

Aufgrund ihrer fachbezogenen Kompetenz im Bereich der Mitochondrialen- und Orthomolekularen Medizin hat sie wesentlichen Anteil an diesem Buch, das es ohne meine Frau Theresia nicht gäbe. Daher danke ich ihr von Herzen für die Unterstützung und Förderung.

In gleicher Weise danke ich Liane Schley, die mit froher und gelassener Bereitschaft die umfangreichen Schreibarbeiten ausgeführt hat.

Nicht vergessen möchte ich an dieser Stelle Karl Wirth, der in gewissenhafter und akribischer Arbeit dieses Buch Korrektur gelesen und mir dabei wertvolle Tipps und Anregungen gegeben hat. Ebenso wie Kai Blandin, der für die Gestaltung, das Layout und die technische Umsetzung verantwortlich zeichnet.

EINLEITUNG

In meinem Buch „Vitalstoffe schenkten mir mein zweites Leben“ habe ich als Mediziner über mein eigenes tragisches Schicksal als Patient und die glückliche Rettung mit Micronährstoffen berichtet. Durch dieses eigene Erlebnis war ich plötzlich in der Lage, mich mit dem Schicksal meiner Patienten zu identifizieren. Auf einmal konnte ich meinen Patienten das erforderliche Verständnis entgegenbringen, wenn sie über ihre Beschwerden und Ängste bezüglich ihrer Erkrankung berichteten. Ich verstand ihre Not der ungewissen Hoffnung, die verlorene Gesundheit wiedererlangen zu können. Man muss Vieles selber erleben, um die Zusammenhänge zwischen Ursache und Wirkung eines medizinischen Problems besser verstehen zu können.

Das „medizinische Wunder“ bei mir vollbrachte die Mitochondriale- und Orthomolekulare Medizin. Sie prägte mein medizinisches Wirken bis zum heutigen Tage. Als pragmatisch orientierter Mediziner beschäftige ich mich seit dieser Zeit mit der neuen Therapierichtung, die in den USA ihren Ursprung hat und von dem Pionier Prof. Dr. Linus Pauling (2-facher Nobelpreisträger) ins Leben gerufen wurde. Die Heilungserfolge mit den hochdosierten Micronährstoffen beflügeln nachhaltig mein medizinisches Wirken. Mit dieser neuen Behandlung gelingt es mir endlich, Patienten nebenwirkungsfrei zu therapieren. Diesen Vorteil kann die derzeitige schulmedizinische Behandlungsweise - wegen der unüberschaubaren Nebenwirkungen ihrer konventionellen Medikation - nur selten bieten.

Gemeinsam mit meiner Frau suchten wir nach Möglichkeiten, hochdosierte Micronährstoffe auch Patienten zugänglich zu machen. Es war ein schwieriger Weg, begleitet mit fast unüberwindbaren Hindernissen. Der selbstlosen Willens- und Schaffenskraft meiner Frau ist es zu verdanken, dass wir heute über Präparate aus eigener Entwicklung verfügen, die ich bezüglich der Inhaltsstoffe und Dosierungen meiner Behandlungsweise angepasst habe.

Mit diesem Buch möchte ich aufgeschlossenen Therapeuten Anregungen geben, den Versuch zu wagen, die Mitochondriale-

und Orthomolekulare Medizin in ihr Wirkungsspektrum zu integrieren. Eine Vielzahl therapeutischer Möglichkeiten habe ich unter Angabe von Beispiel-Therapieplänen und Beachtung der Wirkungsweise von Medikamenten niedergeschrieben.

Diese Anleitungen, sich bestmöglich der Orthomolekularen Medizin zu bedienen, sollten keinen Anspruch auf allgemeine Gültigkeit erheben oder eine Hilfe zur Selbstmedikation sein. Die in diesem Buch aufgeführten Therapiepläne sind Beispiel-Vorgaben. Die Ursache und der Verlauf einer Erkrankung wird durch verschiedene Lebensumstände und Nebenwirkungen von Medikamenten beeinflusst. Deshalb muss der behandelnde Therapeut die Auswahl und Menge der Wirkstoffe ebenso wie deren Dosierung dem serologisch nachgewiesenen Mangel an lebenswichtigen Micronährstoffen individuell anpassen.

Mein Mitochondriales-Orthomolekulares Therapiekonzept beruht auf eigenen Erfahrungen aus den Heilungserfolgen und deren Auswertungen mit dem Einsatz spezieller Micronährstoff-Kombinationen. Der belehrenden Kritik engagierter Schulmediziner, die Mitochondriale-Orthomolekulare Medizin würde weder auf empirischen noch auf wissenschaftlich nachweisbaren Ergebnissen beruhen, muss ich auf das Schärfste widersprechen. Mit dieser Behandlung eröffnen sich neue Wege in der heutigen Medizin, die selbst kritischen Kollegen Anlass zu einem Umdenkungsprozess geben sollten.

Die Suche nach der sanften Therapie, verbunden mit der Erkenntnis, sich einer großen Anzahl bislang unbeachteter heilender Wirkstoffe bedienen zu können, findet Bestätigung in der Mitochondrialen- und Orthomolekularen Medizin.

**Eine nebenwirkungsfreie Behandlungsweise
zum Wohle meiner Patienten.**

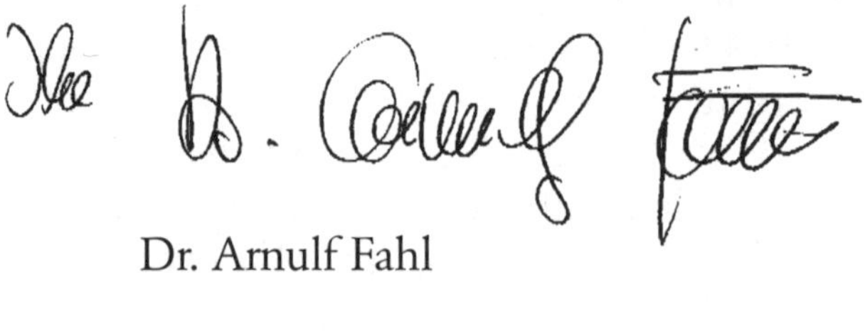

Dr. Arnulf Fahl

KAPITEL 1

MEDIKAMENTE & MICRONÄHRSTOFFE

Warum ist Werbung bei Medikamenten erlaubt, bei Micronährstoffen verboten?

Micronährstoffe (Vitamine, Mineralien, Spurenelemente, Amino- und Fettsäuren) sind kostbare Natursubstanzen und stehen deshalb nicht grenzenlos zur Verfügung, im Gegensatz zu Produkten der Chemie.

Die heute auf dem Markt angebotenen Nahrungsergänzungsmittel weisen deutliche Unterschiede hinsichtlich Qualität, Reinheit und Bioverfügbarkeit auf. Die Herstellung des Rohstoffes, die Entwicklung und die Produktion bis zur fertigen Kapsel als Nahrungsergänzung ist äußerst schwierig und sehr kostenintensiv, wie zum Beispiel bei Co-Enzym Q10 in chromatographierter Form.

Die Natursubstanz ist, im Gegensatz zu einem chemischen Arzneimittel, nicht patentierbar. Unter Beachtung der oben genannten Qualitätsstandards ist die Herstellung von ernährungsphysiologisch therapeutisch einsetzbaren Nahrungsergänzungsmitteln sehr aufwendig und teuer. Aus diesen Gründen besteht möglicherweise seitens der pharmakologischen Großchemie kaum Interesse daran, solche hochwertigen Produkte dem Verbraucher zur Verfügung zu stellen.

Ein weiteres Hindernis liegt in der Vermarktung dieser Substanzen, die als Lebensmittel zum allgemeinen Verzehr eingestuft werden. Behördliche Institutionen untersagen den Verkauf von Nahrungsergänzungsmitteln, wenn auf dem Etikett oder in Broschüren heilungsbezogene Aussagen gemacht werden. Der Sinn dieses Verbotes ist logischer Weise nicht nachvollziehbar. Ich verspüre hier eine staatliche Willkür von Gegnern jeglicher Substitution von Micronährstoffen. Der Durchschnittsverbraucher soll vor angeblich irreführenden Versprechungen im Hinblick auf gesundheits- oder vitalitätsbezogene Informationen bei Nahrungsergänzungsmitteln „geschützt“ werden.

Pharmazeutische Produkte hingegen unterliegen dem Arzneimittelgesetz, welches den Produzenten wirkungsbezogene Aussagen generell erlaubt. Es ist grotesk und paradox, wie einige Arzneimittel als OTC (over the counter, nicht rezeptpflichtig, nur apothekenpflichtig) mit dem völlig identischen Wirkstoff und mit den entsprechenden schädlichen Nebenwirkungen einerseits als rezeptpflichtiges Medikament und andererseits lediglich als apothekenpflichtig angeboten werden. Hersteller von nebenwirkungsintensiven OTC dürfen legitim mittels ihrer Interpretationen dem Präparat therapeutische Wirkungen andichten und somit beim Käufer gezielt Hoffnung auf Besserung seines Zustandes machen, ganz im Gegensatz zu wahrheitsgemäßen Aussagen bei Micronährstoff-Produkten, deren hilfreiche Wirkungen wissenschaftlich erwiesen sind. Der unvoreingenommene Käufer geht davon aus, dass solche OTC-Substanzen harmlos sind. Das Kleingedruckte im Beipackzettel wird oftmals nicht gelesen, weil man gar nicht wissen möchte, welche Nebenwirkungen in Kauf genommen werden müssen.

Das Wirkungspotential von ernährungsphysiologischen Bausteinen wird häufig gezielt durch falsche Interpretationen von Micronährstoff-Kritikern in Zweifel gestellt. Völlig unbegründet wird vor der Einnahme hoher Dosierungen von Micronährstoffen gewarnt, obwohl bislang weltweit Todesfälle durch Substitution von Vitalstoffen - im Gegensatz zu Medikamenten - nicht bekannt geworden sind. Todesfälle durch arzneimittelbedingte Erkrankungen hingegen nehmen bedrohlich zu, weil die Interaktionen (quantitative oder qualitative Wechselwirkung, im Sinne einer Abschwächung oder Verstärkung, jedenfalls Änderung der Einzelwirkung von Medikamenten) der verschiedenen Medikamente weder voraussehbar noch kalkulierbar sind. Dies trifft besonders zu, wenn versucht wird, Patienten mit mehreren Arzneien zu therapieren.

Die Pharmaindustrie ist mit ihren Strategien der diktierende Impuls im Sinne einer unerschütterlichen Festung des Gesundheitswesens. Das gigantische finanzielle Potenzial ermöglicht es ihr, Ärzte, Apotheker, Selbsthilfegruppen, behördliche Institutionen, medizinische Fachpresse, Medien und

Politiker in ihren Bann zu ziehen, und somit kritische Informationen zu verhindern. (Quelle: Kursbuch Medikamente und Wirkstoffe, Verlag Zabert Sandmann GmbH)

Ein Umdenken im Gesundheitswesen kann nur erfolgen, wenn die Aufklärung des Patienten dazu führt, durch sinnvolle Lebensführung und rechtzeitige Prävention das Wohlergehen zu stabilisieren. Es gibt eine Vielfalt von heilenden Micronährstoffen deren Wirkungsspektrum wegen fehlerhafter Studien tendenziös bezweifelt wird. Hinzu kommt ein unrealistischer Vergleich zwischen der Wirkungsweise von Medikamenten und Antioxidantien. Diese Vitalstoffe wirken im Organismus nur in Form eines „komplett besetzten Orchesters".

Nur in dieser Symbiose erfüllen Micronährstoffe nebenwirkungsfrei ihre Aufgaben zur lebenslangen Gesunderhaltung des Organismus.

KAPITEL 2

ORTHOMOLEKULARE MEDIZIN

Gibt es in der heutigen Zeit - statt der konventionellen Medizin - eine nebenwirkungsfreie Behandlungsweise?

Die Orthomolekulare Medizin bietet hierzu die beste Voraussetzung. Bereits Hippokrates (zirka 460 bis 370 v. Chr.), der Vater der Heilkunst und des „Eid des Hippokrates“ prägte den heute - durch die Vorherrschaft der Chemie - verdrängten Satz:

Medicus curat, natura sanat.
Der Arzt kuriert, die Natur heilt.

Was ist Orthomolekulare Medizin?

Prof. Dr. Linus Pauling erklärte den Begriff der orthomolekularen Medizin wie folgt:

»*Orthomolekulare Medizin ist die Erhaltung guter Gesundheit und die Behandlung von Krankheiten durch Veränderung der Konzentration von Substanzen, die normalerweise im Körper vorhanden und für die Gesundheit verantwortlich sind.*«

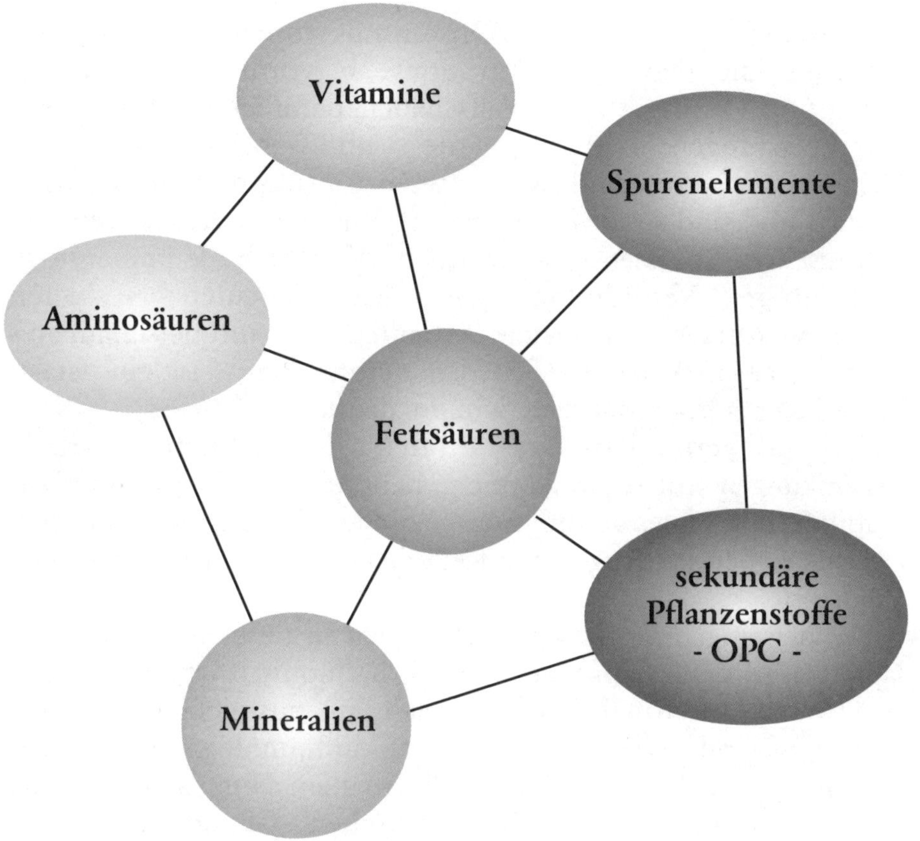

Das Ziel der Mitochondrialen- und Orthomolekularen Medizin ist die Behandlung der Ursache von Krankheiten. Es werden hochdosierte Micronährstoffe, wie Vitamine, Mineralien, Spurenelemente, Aminosäuren und essentielle Fettsäuren eingesetzt.

Im Mittelpunkt der Mitochondrialen- und Orthomolekularen Therapie steht der Patient als Gesamtkomplex und nicht nur das Symptom oder die Beschwerden einer einzelnen Erkrankung. Um erfolgreich zu behandeln, ist es deshalb notwendig, dem Patienten die Erkenntnisse über die Entwicklung seiner Erkrankung darzulegen.

Was bedeutet oxidativer Stress

Er entsteht, wenn lebenswichtige Antioxidantien vermindert, aber

Freie Radikale vermehrt, im Organismus vorhanden sind. Viele Faktoren, die den oxidativen Stress hervorrufen, wie falsche Ernährung, Genussgifte, Umweltschäden, berufliche und sportliche Überbelastungen, Medikamente und besonders deren Nebenwirkungen beeinflussen unseren Organismus im negativen Bereich und sind somit für die Entstehung von degenerativen und chronischen Prozessen verantwortlich. Aber auch die immer noch leichtfertige Verordnung von Medikamenten - deren Nebenwirkungen bei vielen Patienten ein unüberschaubares Ausmaß an irreversiblen Schäden verursachen - ist ein fatales Procedere der gegenwärtigen Schulmedizin.

Um zu verhindern, dass durch den oxidativen Stress Erkrankungen entstehen können, benötigt der Organismus zur Stabilisierung seines autoimmunologischen Abwehrsystems täglich ein ausreichendes Angebot erforderlicher antioxidativ wirkender Vitalstoffe.

Die vielseitigen Stoffwechselfunktionen in unserem Organismus laufen nur dann störungsfrei und harmonisch ab, wenn alle benötigten Micronährstoffe täglich in ausreichender Dosis verfügbar sind. Hierdurch wird die immunologische Abwehr stabilisiert und bleibt wirkungsvoll erhalten. Nur so ist das Ziel eines präventiven und therapeutischen Gesamterfolges zu erreichen.

Welche Belastungen des Alltags führen zu einem Mangel an den erforderlichen Micronährstoffen und begünstigen den oxidativen Stress?

- Hektik auf dem Weg zum Arbeitsplatz, die in permanenten Stress ausarten kann
- die heutige Überforderung am Arbeitsplatz mit dem gesundheitsfeindlichen Termin- und Leistungsdruck
- allzu schwere körperliche Arbeiten
- übermäßige sportliche Betätigungen
- Schwierigkeiten im familiären Bereich, Geldsorgen wegen plötzlicher Arbeitslosigkeit, Wohnungsprobleme bei kinderfreundlichen Familien

- Umweltgifte, beschädigte Ozonschicht, aggressive UVA/B-Strahlen, Strahlentherapie und schädliche Abgase
- Verletzungen, Operationen mit langer Narkose und so genannte Intensiv-Pflege
- schlechte Lebensgewohnheiten, ungünstiger Tagesrhythmus mit zu wenig Schlaf oder zur falschen Zeit, besonders infolge von Nachtarbeit
- ungesunde Essgewohnheiten in Bezug auf zu viel Fleisch, Fett, Kohlenhydraten und Süßigkeiten bei zu geringer Flüssigkeitsaufnahme und Mangel an frischem, natur belassenem Obst, Gemüse und Salaten
- Genussgifte, wie Rauchen (ein Lungenzug produziert eine unvorstellbare Menge von Freien Radikalen), übermäßiger Alkohol- und Süßigkeitskonsum, aber auch die heute so begehrten Kartoffelchips, die oftmals ein langweiliges Fernsehprogramm „versüßen“ sollen
- vor allem die Nebenwirkungen von Arzneimitteln

Diese aufgeführten Belastungen verursachen im Organismus oxidatidativen Stress und fördern ein Übermaß an Freien Radikalen.

Gesundheit bedeutet:
Microbiologisches Gleichgewicht
zwischen antioxidativer Kapazität
und einem Überschuss an Freien Radikalen.

Um diesem oxidativen Stress erfolgreich zu begegnen, benötigt der Organismus einen dauerhaften antioxidativen microbiologischen Idealzustand, der, ohne zusätzliche Substitution von lebenswichtigen Vitalstoffen, nur sehr schwierig erreicht und dauerhaft aufrecht erhalten werden kann.

Was sind Freie Radikale?

Freie Radikale sind als Molekül unvollständig, weil ihnen ein zweites Elektron fehlt. Hierdurch werden sie sehr instabil und versuchen, anderen Molekülen ein Elektron zu „rauben". Bei diesem Vorgang wird das nun lädierte Molekül selbst in ein aggressives Freies Radikal umgewandelt und dieses versucht wiederum, einem anderen benachbarten Molekül ein Elektron zu entwenden. Es entsteht eine Kettenreaktion und ein unüberschaubarer Überschuss von Freien Radikalen. Sie sind nun in der Lage, alle Funktionen im Stoffwechsel zu beeinträchtigen und langfristig auch zu schädigen, so dass hieraus Erkrankungen entstehen.

Um pathogene Microorganismen, Viren und Bakterien rechtzeitig zu vernichten - eine der wenigen sinnvollen Aufgaben der Freien Radikale - werden sie von unserem Immunsystem gezielt in der erforderlichen minimalen Menge synthetisiert. Durch eine erhöhte Sauerstoffaufnahme, insbesondere bei Sport und der neuerdings in vielen Praxen angewendeten Sauerstofftherapie, entstehen vermehrt Freie Radikale, als abfallähnliches Nebenprodukt des Energie produzierenden Stoffwechsels. Diese Freien Radikale schädigen immer dann gesunde Zellen, wenn ein Mangel an verschiedenen neutralisierenden Vitalstoffen besteht. Freie Radikale bedienen sich gern der Elektronen von ungesättigten Fettsäuren, die infolge der Lipidperoxidation degenerieren. Das Gewebe der intrazellulären Organellen, wie Mitochondrien, Golgi-Apparat, Zellkern usw. wird zerstört.

Diese geschwächten Zellen können mangels antioxidativer Gegenwehr pathogen entarten und sind der Baustein für Mutationen bis hin zum Karzinom oder Zelltod.

Welche Aufgabe haben Micronährstoffe im Organismus?

Zunächst die vielfältigen Funktionen und Strukturen der einzelnen Körperzellen zu aktivieren, zu verbessern und aufrecht zu erhalten. Ihr Wirkungspotential ist in keiner Weise mit denen von Medikamenten vergleichbar. Antioxidantien benötigen eine gewisse Zeit, um unterversorgte oder erkrankte Organe in ihrer Leistung zu stabilisieren. Micronährstoffe wirken nur in einer optimalen Zusammensetzung synergistisch. Bereits ein geringer Mangel eines einzigen Wirkstoffes hemmt die Symbiose des gesamten Metabolismus und verursacht langfristig die Entstehung einer Pathogenese. Damit das Ziel eines präventiven und therapeutischen Gesamterfolges erreicht werden kann, ist die Supplementierung aller wichtigen Micronährstoffe erforderlich. Eine dauerhafte Unterversorgung des Organismus mit essenziellen Micronährstoffen verursacht langfristig irreversible Schäden.

Werden täglich ausreichend nutritive Substanzen supplementiert, beginnt eine kontinuierliche Zellregeneration, die allerdings einige Zeit in Anspruch nimmt. Organ- und Muskelzellen benötigen sechs Monate, Blutzellen drei Monate, Zähne und die Matrix der Knochen benötigen sogar ein Jahr und länger, um sich zu regenerieren.

Durch die Stärkung des Immunsystems gelingt es, paradoxe, pathologische Entgleisungen wieder zu beheben und somit die körpereigenen Abwehrkräfte für ihre eigentliche Aufgabe erneut zu befähigen. Die Ursache immunologischer Abwehrschwäche ist oft durch den vorhandenen Mangel an verschiedenen Micronährstoffen begründet. Die Mitochondriale- und Orthomolekulare Medizin bietet eine Vielfalt von Möglichkeiten, die Ursache und nicht das Symptom des erkrankten Organismus zu behandeln. Eine effektive Therapie ist nur möglich unter Einbeziehung aller microbiologischen Mangelzustände. Die daraus resultierenden Erkrankungen müssen mittels Substitution aller erforderlichen Micronährstoffe behandelt werden.

Die Mitochondriale- und Orthomolekulare Medizin basiert auf wissenschaftlichen, medizinischen und biochemischen Grundlagen und Erkenntnissen, wodurch es ermöglicht wird, die Ursache einer Erkrankung zu erkennen. Der Erfolg einer begleitenden Micronährstoff-Therapie ist von einigen wesentlichen Faktoren abhängig. Unter anderem beruhen meine jahrelangen Erfahrungen mit speziellen Micronährstoffen auf der Basis ganz bestimmter, von mir entwickelter und erprobter Produkte. Ich verfüge heute über Präparate aus eigener Entwicklung, die bezüglich der Inhaltsstoffe, Konzentration und Dosierungen meiner Behandlungsweise angepasst sind. So möchte ich darauf hinweisen, dass die Wirkungsweise von Präparaten von deren Galenik, hohem Reinheitsgrad und der intestinalen Resorption abhängig ist, damit eine Applikation in hoher Konzentration zu therapeutischen Zwecken möglich wird. Nur die Berücksichtigung aller dieser Faktoren gewährleistet eine Erfolg versprechende Micronährstoff-Behandlung.

Wünschenswert wäre eine zukünftige Anerkennung dieser neuen Behandlungsweise, die nur zögerlich eine Akzeptanz in der Ärzteschaft findet. Im Vordergrund sollte das Wohl des Patienten stehen. Den Vorzug dieser nebenwirkungsfreien, aber durchaus effizienten Therapie genießen leider nur die Patienten, die bereit sind, die Kosten für diese Substanzen selbst aufzubringen. Im Gegensatz zu Micronährstoffen werden von den Krankenkassen oftmals wirkungslose aber nebenwirkungsintensive Arzneien übernommen. Die Kosten der unschädlichen aber wirkungsintensiven Vitalstoffe muss der Patient leider selbst tragen.

KAPITEL 3

MICRONÄHRSTOFFE

Das kleine ABC meiner Micronährstoff-Therapie

Nachdem ich die Heilerfolge mit Micronährstoffen am eigenen Körper erlebt habe, erwachte in mir das Interesse zu erforschen, in welchen Dosierungen und Zusammensetzungen diese Substanzen der Natur bei verschiedenen Erkrankungen den betroffenen Patienten Genesung bringen könnten.

Der menschliche Körper besteht aus vielen verschiedenen Baustoffen: Vitaminen, Mineralien, Spurenelemente, essentiellen Fett- und Aminosäuren. In der Gesamtheit werden sie als **Vital- oder Micronährstoffe** bezeichnet. Unterschiedlich wirkende, oft über Jahre unglückliche Lebensumstände, wie falsche Ernährung, Erkrankungen, Umweltbelastungen usw. können das so genannten **Micronährstoff-Mangel-Syndrom** hervorrufen. Dieses zeigt sich unter anderem in einem mehr oder weniger ausgeprägten Zusammenbruch der körperlichen Abwehr, oder auch in der unzureichenden Synthese wichtiger Bausteine, so dass je nach Schweregrad des Mangel-Syndroms vor allem chronische Erkrankungen entstehen.

Zur Vermeidung der oftmals schleichenden Beschwerden ist es für jeden Organismus lebenswichtig, rechtzeitig diese vitalen Baustoffe in ausreichender Menge einzunehmen. Bei unzureichender Zufuhr aus Lebensmitteln müssen Vitalstoffe als Nahrungsergänzung zum Beispiel in Kapselform oder als Granulat supplementiert werden.

Infolge jahrelanger Auswertungen serologischer Befunde meiner Patienten habe ich gravierende Mangelzustände im antioxidativen Potenzial der Betroffenen feststellen müssen. Daher sind aus meiner Sicht die Empfehlungen der DGE bezüglich Vitaminen, Mineralien, Spurenelementen, Aminosäuren usw. **viel zu gering** eingestuft und sogar für einen gesunden funktionsfähigen Organismus unzureichend.

Im Sinne einer Prophylaxe empfehle ich eine rechtzeitige Zufuhr von speziellen Micronährstoffen, gepaart mit gesunder Lebensführung, damit der Organismus den Belastungen des Alltags in harmonischer Weise mit den Substanzen aus der Natur widerstehen kann.

Unpässlichkeiten, Schwächezustände, akute und chronische Erkrankungen entstehen häufig aus Mangelzuständen an Vitaminen, Mineralien, Spurenelementen, Aminosäuren usw. - eben den so genannten Antioxidantien oder Micronährstoffen.

Dieses microbiologische Nährstoff-Mangel-Syndrom kann durch eine rechtzeitige Einnahme von entsprechenden Micronährstoffen verhindert werden, so dass der autoimmunologische Idealzustand der Zellfunktionen gewährleistet wird. Welche Bedeutung die einzelnen Vitalstoffe für einen gesunden Organismus haben, möchte ich jetzt erläutern.

CO-ENZYM Q10

Welche Bedeutung hat Co-Enzym Q10 für den Organismus?

Co-Enzym Q10 ist ein mitochondrialer Energiespender und wird von allen Körperzellen zur Energiegewinnung benötigt, besonders in den Mitochondrien der Zellen von Herz, Leber und Lunge. Gleichzeitig bewirkt es einen ausgeprägten antioxidativen Schutz gegen Freie Radikale. Diese sind, wie schon gesagt, aggressive Verbindungen, die den Körper von außen und innen, unter anderem als Stoffwechselprodukte angreifen. Co-Enzym Q10 kann Freie Radikale in seiner Eigenschaft als hochpotentes Antioxidans unschädlich machen, indem es sie neutralisiert.

Co-Enzym Q10 ist in allen menschlichen Zellen, besonders jedoch in den Mitochondrien und Zellmembranen enthalten. Wegen seiner Allgegenwärtigkeit (ubiquitär) und dem Chinonring wird es auch **Ubichinon** genannt.

Der Kern im Inneren der Zellen ist für die Zellerneuerung, das Wachstum und die Funktion der verschiedenen Organe zuständig.

Für die Bereitschaft der zellulären Energie sind die Mitochondrien, die so genannten Kraftwerke der Zellen, verantwortlich. Co-Enzym Q10 ist als Bestandteil der Atmungskette für den geregelten Ablauf der Sauerstoffverbrennung zur Energiegewinnung unentbehrlich.

Nur das perfekte Zusammenspiel dieser zellulären Funktionen gewährleistet Gesundheit, Vitalität und Leistungsfähigkeit bis ins hohe Alter.

Co-Enzym Q10 ist in der natürlichen Nahrung enthalten und wird von einem gesunden jungen Körper noch ausreichend synthetisiert. Diese körpereigene Synthese vermindert sich kontinuierlich ab dem mittleren Lebensalter, so dass es im Organismus zu Mangelzuständen kommt. Einige Gegner von Co-Enzym Q10-Substitution, besonders staatliche Institutionen, behaupten, die Co-Enzym Q10-Eigensynthese komme ab dem 50. bis 60. Lebensalter zum Erliegen, weil die älteren Menschen diesen „intrazellulären Energielieferanten" angeblich nicht mehr benötigen. Soll das etwa heißen, der Rentner habe keinen Anspruch auf mehr Lebensenergie? Im Hinblick auf ein verfrüht beginnendes Greisenalter, wobei verschiedene vitale Funktionen infolge eines Mangels an der Eigensynthese benötigter Stoffe zum Erliegen kommen und hierdurch das Lebensende einläuten, mag diese zynische Bemerkung richtig sein. Meine älteren Patienten verspüren mittels ausreichender Co-Enzym Q10-Substitution wieder erwachende Leistungsfähigkeit und verschieben so eine vorzeitige Vergreisung. Allein schon die gesteigerte Möglichkeit, mit beginnendem Rentenalter vermehrt und verstärkt zu erkranken, beweist, dass mit der Verminderung der körperlichen Eigensynthese wichtiger Vitalstoffe die Leistungsfähigkeit des Organismus bedrohlich abnimmt.

Sehr alte Menschen, die sich ausreichender Gesundheit erfreuen, verfügen noch im Alter über ein intaktes Immunsystem. Sie sind weiterhin in der Lage, ihre benötigten Vitalstoffe in ausreichender Konzentration - wie in jungen Lebensabschnitten - zu synthetisieren. Kraft dessen sind sie nicht auf fragwürdige chemische Kunstprodukte angewiesen, wie die Patienten, deren immunologische Eigensynthese zum Erliegen gekommen ist. Diese von der Natur begnadeten Menschen sind eine Seltenheit. Der überwiegende

Anteil meiner Patienten klagt über einen unzureichenden Gesundheitszustand. Damit auch im hohen Alter eine stabile Gesundheit gewährleistet wird, muss gezielt die nachweisbare Insuffizienz wichtiger Vitalstoffe ausgeglichen werden.

Die Vitalität im Senium verhält sich proportional zur Syntheseleistung des Organismus.

Meine eigenen statistischen Erhebungen, die ich anhand von serologischen Bestimmungen bei zwei renommierten Laboratorien durchführen lasse, zeigen, dass zirka 59 Prozent meiner Patienten - vor einer Therapie - einen Co-Enzym Q10-Mangel haben, wenn von einem Referenzwert von < 1,0 Milligramm pro Liter ausgegangen wird.

Die nachfolgende Definition zeigt deutlich, in welcher Konzentration das Blutplasma mit Q10 angereichert sein muss, um therapeutisch wirksam zu sein.

Co-Enzym Q10-Referenzwerte:

Mangel:	< 1,0 mg/l
Präventiv effektive Konzentration:	> 1,2 mg/l
Therapeutisch effektive Konzentration:	**> 2,5 mg/l**

Ein therapeutischer Effekt beginnt, je nach Schweregrad der Erkrankung, erst bei Tagesdosierungen von 100 bis 300 Milligramm.

Co-Enzym Q10-Konzentrationen, die einen therapeutischen Erfolg versprechen sollen, können nur mit einer zusätzlichen Nahrungsergänzung erzielt werden. Sie verhindern langfristig mitochondriale Zellschädigungen und die daraus resultierende Pathogenese. Tumorpatienten weisen oftmals einen gravierenden Mangel an Co-Enzym Q10 und anderen Antioxidantien auf. Werden diese in hohen Konzentrationen substituiert, verbessert sich zusehends der klinische Zustand. Ein hoher Bedarf an Co-Enzym Q10 entsteht insbesondere bei oxidativem Stress,

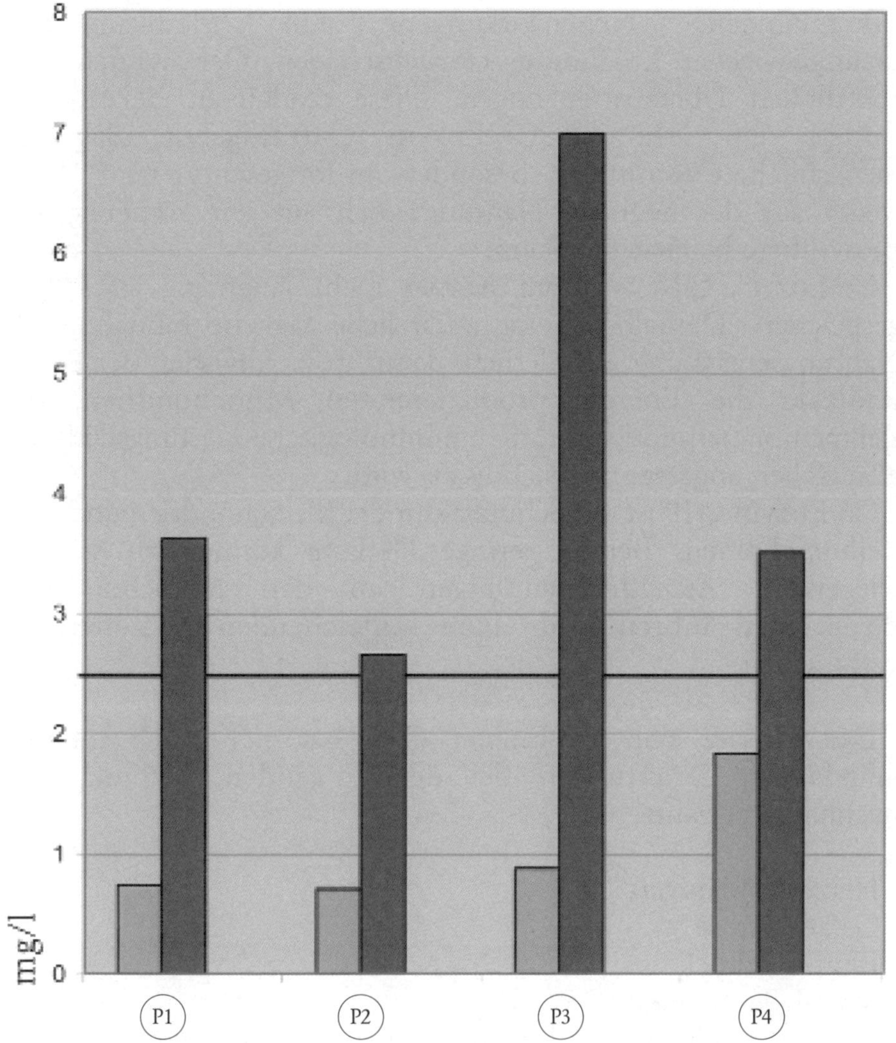

Nachweis für einen erfolgreichen Einsatz von Co-Enzym Q10. Die Linie markiert die therapeutisch effektive Konzentration, der Wert sollte mehr als 2,5 Milligramm pro Liter betragen.

P1: weiblich, Jahrgang 1937, Erkrankung: Morbus Parkinson
P2: männlich, Jahrgang 1957, Erkrankung: Psyche, Allergien, immunologische Abwehrschwäche
P3: weiblich, Jahrgang 1946, Erkrankung: Mamma-Ca
P4: weiblich, Jahrgang 1931, Erkrankung: Herzrhythmusstörungen

Erkrankungen, Nebenwirkungen von Medikamenten, unausgewogener Ernährung, Umweltschäden, Genussgiften und sportlichen Überanstrengungen. Diese oxidativen Belastungen fordern ein erhöhtes Co-Enzym Q10-Angebot, das der menschliche Organismus - besonders im fortgeschrittenem Alter - weder aus der heutigen Nahrung noch aus der körpereigenen Biosynthese bereitstellen kann.

Co-Enzym Q10 wird im Körper nicht langfristig als Depot gespeichert. Deshalb ist eine zusätzliche tägliche Einnahme als Nahrungsergänzung erforderlich, damit trotz Angriffen der Freien Radikale die Energie produzierenden Mitochondrien, die Zellmembranen und somit die immunologische Leistungsfähigkeit aller Zellen angeregt und stabilisiert wird.

Co-Enzym Q10 ist ein Schutzfaktor der Mitochondrien und aller Zellmembranen. Bereits geringe Defizite können zu schwerwiegenden Ausfallerscheinungen an den Mitochondrienmembranen führen und einen schleichenden Zelluntergang verursachen.

Der Einsatz von Co-Enzym Q10 hat sich nach meinen jahrelangen Erfahrungen bei den folgenden Erkrankungen nachhaltig bewährt:

• Herzerkrankungen
• Gefäßsklerose
• Bluthochdruck
• Maculadegeneration
• allen entzündlichen und degenerativen Erkrankungen des Auges
• Diabetes mellitus
• Leber- und Lungenerkrankungen
• Muskelschwäche
• Nebenwirkungen von Medikamenten
• Multipler Sklerose
• Neurodermitis
• Psoriasis (Schuppenflechte)
• Morbus Alzheimer
• Parkinson

- Tinnitus
- Stress
- Parodontose
- Tumorerkrankungen
- chronisches Müdigkeitssyndrom
- verzögerte Wundheilung
- sogar bei sportlicher Betätigung kann die Leistungsfähigkeit gesteigert werden.

Wenn Patienten - wegen angeblich erhöhter Cholesterinwerte - **Statine** einnehmen, muss Co-Enzym Q10 in entsprechend hoher Konzentration unbedingt zusätzlich appliziert werden, damit der verursachte Co-Enzym Q10-Mangel, als Folgeerscheinung der Statin-Therapie, rechtzeitig verhindert wird. Bitte lesen Sie hierzu meine Ausführungen im Kapitel 5 bei Cholesterin.

Bei der Substitution von Co-Enzym Q10-Präparaten muss folgendes wichtige Kriterium beachtet werden. Gerade heute gibt es sehr preisgünstige, synthetisch hergestellte Co-Enzym Q10-Produkte auf dem Markt. In der Struktur des Chinonringes besteht bei dem Co-Enzym Q10 synthetischen Ursprungs ein Fehler.

Die Stellungen 3+6 sind in der Reihenfolge der Addition vertauscht und verursachen hierdurch einen biologisch wirksamen Unterschied, obwohl die chemische Summenformel gleich geblieben ist.

In der Literatur wird die **synthetische** Abwandlung bezüglich ihrer Bioverfügbarkeit als **unwirksam**, in seltenen Fällen als **schädlich** eingestuft.

Von der Anwendung dieser preisgünstigen Produkte ist entschieden abzuraten.

Die Gewinnung des Rohstoffes rein pflanzlicher Herkunft erfolgt in drei verschiedenen Prozessen:

1. Filtration	Der Reinheitsgrad der Filtration liegt bei zirka 50 Prozent, so dass der Rohstoff noch erhebliche Rückstände von Schadstoffen enthält.
2. Kristallisation	Die Kristallisation erreicht einen unwesentlich höheren Reinheitsgrad von zirka 60 Prozent. Das Ergebnis ist also grob dem der Filtration gleichzusetzen.
3. Chromatographie	Die Chromatographie ist die reinste, aber auch die teuerste Gewinnung der Rohsubstanz.

Co-Enzym Q10 sollte nur als Monopräparat - hergestellt in chromatographierter Form - von höchstem Reinheitsgrad mit 98 bis 99 Prozent (das heißt pharmakologisch rein in Arzneimittelqualität) substituiert werden.

Infolge der lipophilen Eigenschaft kann Co-Enzym Q10 nur in Gegenwart von Fetten oder Ölen resorbiert werden. Um diesem Charakter gerecht zu werden, ließ ich eine Galenik mit pflanzlichen Ölen entwickeln, damit die vormals erforderliche gleichzeitige Einnahme von fetthaltigen Nahrungsmitteln überflüssig wird. Hierdurch kann Co-Enzym Q10 seine volle antioxidative Wirkung entfalten und bietet dank dieser Zusammensetzung eine schnelle Verfügbarkeit des Wirkstoffes Ubichinon im Organismus. Weil Co-Enzym Q10 einer schnellen Oxidation unterliegt, benötigt die Subtanz eine lichtgeschützte Kapsel.

Mit einer täglichen vorsorglichen Einnahme von Co-Enzym Q10 bleiben die Energie produzierenden Mitochondrien einsatzfähig.

Lassen Sie dem Überschuss an Freien Radikalen keine Chance, stabilisieren Sie Ihr Immunsystem mit den Kräften der Natur.

VITAMIN C

Die Geschichte von Vitamin C

Während Monate langer Seereisen des 15. und 16. Jahrhunderts starben ganze Schiffsbesatzungen an **Skorbut**. Die Ursache war hochgradiger Vitamin C-Mangel, der medizinisch nicht bekannt war.

Um 1800 entdeckte der Arzt James Lind, dass der Genuss von Obst und Gemüse eine Anti-Skorbut-Wirkung besaß. Fortan wurden solche Nahrungsmittel - und wegen der Haltbarkeit insbesondere Sauerkraut - auf langen Schiffsreisen mitgenommen, um dieser tückischen Krankheit vorzubeugen. Erst Anfang des 20. Jahrhunderts gelang es den Biochemikern S. Györgi und Haworth Vitamin C zu isolieren. Dafür erhielten sie 1937 den Nobelpreis. Prof. Dr. Linus Pauling (1901 bis 1994), zweifacher Nobelpreisträger und geistiger Vater der orthomolekularen Behandlungsweise, kämpfte bis zu seinem Lebensende für den medizinischen Einsatz von Vitamin C als antivirale-, anticanzerogene- und das Immunsystem stabilisierende Substanz. Persönlich nahm er täglich zirka 20 Gramm Vitamin C.

Die meisten Säugetiere können das lebenswichtige Vitamin C aus Glucose herstellen und erkranken - unter artgerechten Lebensbedingungen - weder an Arteriosklerose, Allergien oder Erkältungen. Zum Beispiel nach dem Winterschlaf, im Zustand der

Reperfusion und den Situationen des verstärkten oxidativen Stress, können diese Tiere ihre Syntheseleistung für Vitamin C um ein Vielfaches erhöhen, um den plötzlich heranschnellenden Bedarf zu decken.

Vitamin C ist das wichtigste wasserlösliche Antioxidans und Schutzfaktor in sehr vielen physiologisch-biochemischen Abläufen des Organismus. Zur Vitamin C-Synthese wird das Enzym L-Gulono-Lacton-Oxidase benötigt, das der Mensch seit der Steinzeit wohl nicht mehr synthetisieren kann. Deshalb ist er zeitlebens auf die Zufuhr dieses lebenswichtigen Vitamins angewiesen.

Die Freien Radikale zehren ununterbrochen an den Reserven unserer Vitalität und können das Fundament für viele, besonders chronische, Erkrankungen sein.

Zum Aufbau und zur Erhaltung eines gesunden Immunsystems und im Hinblick auf erhöhte Belastungen wie zum Beispiel Stress, Krankheiten, Nebenwirkungen von Medikamenten, Umweltverschmutzungen und Genussgiften, ist - wegen des erhöhten Auftretens Freier Radikale - eine tägliche Zufuhr von mehreren Gramm Vitamin C sinnvoll, wie es Prof. Dr. L. Pauling postulierte.

Bereits in den 50ziger Jahren begann der amerikanische Vitamin C-Pionier, Dr. Fred Klenner, Absolvent der Duke University, bei Patienten seiner Praxis in North Carolina mit riesigen Vitamin C-Mengen zu therapieren.

Dr. Klenner behauptete: Vitamin C ist das kostbarste und sicherste Heilmittel, das dem Mediziner zur Verfügung steht. Therapeutisch ausschlaggebend sind allein die Häufigkeit und die Höhe der Dosierung.

Auch andere Vitamin C-Spezialisten empfehlen Tausenden ihrer Patienten Tagesdosierungen von 50, 100, 200 und mehr Gramm Vitamin C. Die einzigen Nebenwirkungen zeigen sich in harmloser Diarrhoe und intestinaler Gasbildung. Jeder Patient entwickelt eine spezielle Darmtoleranz, das heißt die maximale Dosierung. Diese ist abhängig vom Belastungspotential zum Beispiel Rauchen, dem

Schweregrad einer Erkrankung und den daraus resultierenden serologischen Mangelzuständen.

Erstrebenswert sind nach den Referenzwerten der Orthomolekularmediziner Vitamin C-Plasmakonzentrationen über 20 Milligramm pro Liter. Vitamin C hat eine zentrale Rolle in der immunologischen Abwehr und der Bekämpfung von Tumorzellen. In-Vitro Untersuchungen mit hochdosierter Vitamin C-Zufuhr bestätigten die tumorzytotoxische Aktivität von Vitamin C. Vitamin C-Mangelzustände haben schädigende Auswirkungen auf die Leistungsfähigkeit des Immunsystems, der Allergieabwehr, auf die Stabilität der Blutgefäße, der Psyche, der Skelett- und Herzmuskulatur sowie des Sehorgans. Vitamin C-Mangel führt zu einer Carnitinverarmung in der Muskulatur des Skeletts, wodurch Muskelschwäche und Abgeschlagenheit entstehen.

Die wichtigsten Funktionen von Vitamin C sind:

- antioxidativer Schutz gegen Freie Radikale
- Stabilisierung des Bindegewebes und der Blutgefäße, als Schutz gegen Gefäßerkrankungen
- Verbesserung und Beschleunigung der Wundheilung
- Regulierung der Histaminausschüttung
- Verbesserung der Eisenresorption
- Schutz vor energiereichem Licht, zum Beispiel UV-Strahlen
- Co-Faktor bei der L-Carnitin-Biosynthese und der Regeneration von Vitamin E

Heute reicht der Verzehr von Obst und Gemüse nicht mehr aus, um den Organismus - besonders in Stress-Situationen - zur Gesunderhaltung gleichmäßig mit Vitamin C zu versorgen. Auch durch die veränderten Essgewohnheiten und „industrialisierte Nahrung“ bei ungünstiger Lagerung vermindert sich der Vitamingehalt nachweislich. Die Vitamin C-reichhaltigen Nahrungsmittel sind frisches Obst und Gemüse. Die meisten tierischen Produkte enthalten nur sehr wenig Vitamin C. Die Zufuhr dieses lebenswichtigen Vitamins ist heute nicht mehr ausreichend gewährleistet. Deshalb muss Vitamin C zusätzlich täglich eingenommen werden.

Erhöhter Vitamin C-Bedarf besteht nach meinen langjährigen Erfahrungen infolge eines Micronährstoff-Mangel-Syndroms bei:

- Sehstörungen
- Cataract (grauer Star)
- Glaucom (grüner Star)
- Maculadegeneration
- Sicca-Syndrom
- Herz-Kreislauf-Erkrankungen
- Hypertonie
- Arteriosklerose
- Diabetes mellitus
- Tumorerkrankungen
- Bronchialasthma
- Immunsystemschwäche
- Allergien
- Leber-, Magen- und Darmerkrankungen
- Wundheilung
- Störung des Kollagenaufbaues im Gewebe, den Gelenken und Blutgefäßen
- Eisenmangel
- Zahnfleischschwund
- einer Schmerztherapie
- chronischem Müdigkeitssyndrom
- organischen Belastungen durch Tabakgenuss
- Alkohol
- starker sportlicher Betätigung.

Vitamin C ist das wichtigste wasserlösliche Antioxidans.

Vitamin C wirkt nicht nur blutdrucksenkend - aber nur bis zum idealen Normwert und nicht tiefer - sondern hat außer seiner gefäßstabilisierenden Eigenschaft eine ausgeprägte antithrombotische Wirkung und ist für die Enzyme des Gerinnungssystems unersetzlich. Die körpereigene Wirkung von Prostacyclin (einem Antagonist der Thromboxane, welche für die Bildung von Blutgerinnseln, Herzinfarkt und Hypertonie mitverantwortlich sind) wird durch Vitamin C erhöht. Hierdurch verringert sich die

Thrombozyten-Aggregation (Blutgerinnsel) und die Möglichkeit der Entstehung von Herzinfarkt, Apoplex, Embolien und Thrombosen. Je höher die Konzentration von Vitamin C im Blutplasma ist, umso niedriger sind die pathologischen gerinnungsfördernden Faktoren. Die fibrinolytische Aktivität (Auflösung kleiner Blutgerinnsel) wird vermehrt und das belastende Fibrinogen wird vermindert.

Die Neigung einiger Personen zu häufigen „Blauen Flecken" wird durch mangelnde Elastizität und vermehrte Brüchigkeit winziger Blutgefäße verursacht. Vitamin C - in Verbindung mit sekundären Pflanzenstoffen - stabilisiert die kollagene-elastische Struktur der Blutgefäße und verhindert ein Brüchigwerden der Blutgefäße.

Weil der menschliche Organismus Vitamin C aus der Nahrung nicht synthetisieren kann, ist für ein gesundes Immunsystem eine tägliche Vitamin C-Zufuhr von mindestes 1000 mg unabdingbar.

Bei Stress sinkt der vorhandene Vitamin C-Gehalt im Körper innerhalb weniger Minuten bis zu 50 Prozent ab.

Vitamin C ist an vielen Stoffwechselvorgängen beteiligt. Die Entstehung und das Fortschreiten der Linsentrübung (Cataract) wird verhindert. Die Zirkulation und Entsorgung des „inneren Augenwassers" wird verbessert und der Augeninnendruck gesenkt. Die Bildung der Nebennierenhormone Adrenalin und Noradrenalin kann nur infolge eines ausreichenden Vitamin C-Angebotes erfolgen, wodurch die neurologischen Vorgänge unseres Nervensystems unterstützt und stimuliert werden.

Die Synthese der Nebennierenhormone passt sich unter Mithilfe von Vitamin C den häufig wechselnden Belastungen des Organismus an. Hierdurch wird die so genannte Stresstoleranz intensiviert. Ein Vitamin C-Mangel vermindert diese Belastbarkeit, die Stresstoleranz wird unzureichend. Deswegen benötigt der Organismus erhöhte Vitamin C-Spiegel, um mittels vermehrter Hormonausschüttung solche Situationen zu bewältigen. Vitamin C reduziert die Histaminausschüttung, wodurch sich die Bereitschaft zu Allergien vermindert. Vitamin C stabilisiert das immunologische Abwehrsystem und der Organismus wird vor krebserregenden Verbindungen geschützt. Vitamin C fördert die Magensaftsekretion und die Eisenaufnahme. Bereits ein geringer Mangel an diesem lebenswichtigen Molekül verursacht im Verdauungstrakt schwerwiegende organische Schäden.

In einigen Vitamin C-feindlichen Berichten wurde wiederholt behauptet, Vitamin C sei krebserregend. Der Inhalt dieser Unterstellungen fußt lediglich auf einem Reagenzglas-Test vor einigen Jahren. Vitamin C wurde, völlig unphysiologisch mit hochdosiertem Lipidhydroperoxid während zwei Stunden in Reaktion gebracht. Hierbei entstanden so genannte Genotoxine, die das Erbgut schädigen können. Verschiedene Professoren in USA und Deutschland bestätigten, dass diese Art des Versuches in keiner Weise mit den Vorgängen im menschlichen Organismus verglichen werden kann. Im menschlichen Körper wird das Lipidhydroperoxid in Bruchteilen von Sekunden durch körpereigene Enzyme unschädlich gemacht. Außerdem befinden sich das wasserlösliche Vitamin C und das fettlösliche Lipidhydroperoxid in unterschiedlichen Gewebsstrukturen, so dass hierdurch die Möglichkeit eines Kontaktes äußerst gering ist.

Im Reagenzglas fehlt - im Gegensatz zum menschlichen Körper - ein antioxidatives Gleichgewicht. Schon deshalb ist dieses In-Vitro-Ergebnis mit einer Reaktion im menschlichen Körper nicht zu vergleichen und daher irrelevant.

Sogar der Forschungsleiter Prof. Dr. Ian Blair der Universität Pennsylvania warnt vor falschen Schlüssen aus dieser Studie: Sie verschweige, dass Vitamin C im menschlichen Körper überhaupt keinen Krebs auslösen könne. Immer wieder werden durch ähnlich irreführende Veröffentlichungen in den Medien - im Sinne einer Vitamin C-feindlichen Tendenz - bewusste Verunsicherungen des Bürgers hervorgerufen, die nur Einigen von Nutzen sind, eben den Lobbyisten, den Pharmakonzernen, die weiterhin von Krankheiten profitieren wollen. Prävention mit Micronährstoffen wird als sinnlose Geldverschwendung deklariert, weil die Pharmalobby nur von kranken und nicht von gesunden Bürgern existieren kann.

Diese Tendenz bestätigen auch einige kritische Autoren, wie: Kurt G. Blüchel, „Heilen verboten, töten erlaubt", Jörg Blech, „Die Krankheitserfinder, wie wir zu Patienten gemacht werden", Prof. Dr. Walter Hartenbach, „Die Cholesterin-Lüge".

Wie kam es zu der sinnlosen Auffassung, hohe Vitamin C-Dosierungen könnten Nierensteine verursachen?

Unser Organismus baut Vitamin C zum Teil zu Oxalsäure ab. Nierensteine haben oftmals einen Bestandteil von Oxalsäure. Deswegen wurde vermutet, dass eine hohe Dosis von Vitamin C die Oxalsäuresynthese vermehrt, so dass die Bildung von Nierensteinen möglich sein könnte. Diese Behauptung, Vitamin C sei ursächlich an der Entstehung von Oxalatnierensteinen beteiligt, konnte bislang in keiner wissenschaftlich fundierten Studie bestätigt werden. Vor einigen Jahrzehnten veröffentlichten Forscher eine Studie, in der leider ein Fehler bei der Berechnung der täglichen Vitamindosis entstanden war. Dieser Fehler wurde dann fälschlicherweise immer wieder zitiert, bis 1995 ein Wissenschaftler diesen Irrtum widerlegen konnte. (Quelle: „Schach dem Herzinfarkt, wie Nährstoffe schützen"; Dr. med. Gerhard Ohlenschläger/Gaby Guzek; Medi-Verlag, Hamburg).

Die Oxsalsäurebildung unterliegt im Organismus einem bestimmten Sättigungsgrad, so dass auch bei einer hohen Vitamin C-Aufnahme keine zusätzliche Bildung von Nierensteinen erfolgt. Nur Patienten, die aufgrund eines Gen-Defektes pathologisch vermehrt Oxalsäure bilden und an einer Hyperoxalurie leiden, sollten langfristig auf hohe Vitamin C-Dosierungen in Gramm-Mengen verzichten.

Worauf sollte bei einer Vitamin C-Einnahme geachtet werden?

Vitamin C ist wasserlöslich und wird vom Organismus sehr gut resorbiert. Leider kann Vitamin C im Körper über einen längeren Zeitraum nicht gespeichert werden, deshalb muss es täglich aus der Nahrung zugeführt oder ersatzweise zusätzlich substituiert werden.

In einem speziellen Verfahren konnte bei den von mir entwickelten Vitamin C- Kapseln eine **Magensaftresistenz** mit einer verzögerten intestinalen Resorption erreicht werden, so dass sie auch bei Magenempfindlichkeit besonders gut verträglich sind. Diese Galenik ermöglicht eine gleichmäßige langsame Freisetzung des Wirkstoffes über einen Zeitraum von mehreren Stunden im Dünndarm und sorgt damit für einen ausreichenden Vitamin-C-Spiegel im Blut über den ganzen Tag.

Vitamin C
- in täglich ausreichender Dosierung -
benötigt der Körper ein Leben lang.

SELEN

Selen ist ein unentbehrliches Spurenelement für unseren Organismus.

Es wird in den Pflanzen gespeichert, falls diese auf selenreichen Böden wachsen. Europa und besonders Deutschland gelten als typische Selen-Mangel-Gebiete. Auch China weist solche Selenmangelzonen auf, die Regionen Keshan und Kashin. Hier konnten die selenabhängigen Herz- und Gelenkerkrankungen erst nach täglicher Selensubstitution erfolgreich therapiert werden.

Selen ist ein Co-Faktor von hochgradig antioxidativ wirkenden Eiweißverbindungen, wie zum Beispiel die Glutathionperoxidase. Diese Enzyme sind für die intrazelluläre Entgiftung und Stabilisierung des Redoxpotentials (ein Maß für die Oxidationskraft des antioxidativen Systems) unerlässlich. Infolge Selenmangels ist die Synthese dieser „Selen-Eiweiß-Körper" nicht mehr möglich und der antioxidative Schutz geht verloren. Es entstehen Schäden in der Erbsubstanz, im ungeborenen Leben und im Blutbildungssystem.

Um die Zellen vor dem Angriff der Freien Radikale antioxidativ zu schützen, ist Selen als Co-Faktor ein unentbehrliches Spurenelement für unseren Organismus. Bei Schwermetallbelastungen ist Selen ein wirksames Gegenmittel, weil es diese bindet und über den Verdauungstrakt zur Ausscheidung zwingt. Belastungen durch Rauchen, Quecksilber, Cadmium, aber auch die Viel-Esser von Schokolade profitieren von einer zusätzlichen Einnahme von Selen. Es wirkt nicht nur antioxidativ sondern auch antikarzinogen. Tumor- und Autoimmunerkrankte weisen einen gravierenden Mangel an Selen auf. Aber auch Herzkranke, Vegetarier, ältere Menschen schwangere und stillende Frauen haben sehr häufig ein Selen-Defizit. Dies kann ebenfalls bei Infektionen - viraler oder bakterieller Ursache -festgestellt werden.

Selen sollte in der Therapie von Augenerkrankungen, Herzerkrankungen, Leberzirrhose, Muskeldystrophien, Diabetes mellitus, bei chronischen Entzündungen, wie Morbus Crohn, rheumatischen Beschwerden, Muskelschwäche, Lymphödemen, Tumor-, Schilddrüsen- und degenerativen Erkrankungen infolge eines Micronährstoff-Mangel-Syndroms in hoher Dosierung zusätzlich indiziert werden.

Aus der Sicht des Orthomolekular-Mediziners sind therapeutische Selenwerte um 220 Mikrogramm pro Liter erstrebenswert, weil Selen einen wirksamen Schutz im antioxidativen Abwehrsystem bietet. Meinen Patienten empfehle ich tägliche Dosierungen - je nach Krankheitsfall und Bedarf - zwischen 180 und 630 Mikrogramm Selen in hefefreier Form.

Anorganische Selenverbindungen, (zum Beispiel Natrium-Selenit) werden von Vitamin C reduziert. Hierdurch wird die Bioverfügbarkeit und die antioxidative Wirksamkeit von Selen verhindert. Daher empfiehlt es sich, Selen nur als organisch-gebundenes Selen (zum Beispiel gebunden an die Alge Spirulina platensis) einzunehmen, damit die volle Wirkung gesichert ist.

LUTEIN

Was ist Lutein?

Lutein gehört zur großen Gruppe der Carotinoide. Sie dienen als Basis für die endogene Synthese von Retinol (Vitamin A). Außer dieser Funktion als Provitamin verfügen Carotinoide über einen ausgeprägten Schutz im Hinblick auf das Immunsystem. Lutein ist in vielen Pflanzen, Blättern, Früchten, Gemüse und im Eidotter in hoher Konzentration enthalten.

Lutein reguliert in den Pflanzen den Wasserhaushalt der Zellmembranen und somit deren Funktion. Bei intensiver aggressiver UV-Lichteinwirkung schützt es die Zellen der Pflanzen wie eine Sonnenbrille. Die Gelbfärbung im Herbst ist eine Folge der Luteinanreicherung.

Was bewirkt Lutein im Auge?

Eine ähnlich schützende Funktion wird Lutein im menschlichen Auge zugeschrieben. Lutein und Zeaxanthin, die Maculapigmente, haben dem gelben Fleck, der so genannten Macula lutea, ihren Namen gegeben. Zeaxanthin kann aus Lutein synthetisiert werden, wenn täglich eine gesättigte Zufuhr dieser Substanz erfolgt.

Lutein ist ein Carotinoid mit großer Wirkung für das Wahrnehmungsvermögen unserer Augen. Die Carotinoide Lutein und Zeaxanthin schützen die Photorezeptoren (die empfindlichen Sehzellen) vor den schädlichen Einflüssen des energiereichen blauen Lichtes und vermindern - bei ausreichender Anreicherung in der Zelle - die toxische Wirkung der Freien Radikale.

Carotinoide sind in der Lage, reaktive Sauerstoffverbindungen zu deaktivieren und somit sind sie effektive Antioxidantien, die das Auge vor schädlichen Einflüssen schützen können. Die große Bedeutung dieses Carotinoids liegt in der Erhaltung des Sehvermögens bei der Regeneration der Zäpfchen und Stäbchen, den eigentlichen Sinneszellen.

Die Voraussetzung für eine gesunde Macula ist eine hohe Lutein- Konzentration im Organismus.

Wegen fehlender Eigensynthese des menschlichen Organismus müssen diese Carotinoide täglich aus luteinreicher Nahrung zugeführt werden. Im Bedarfsfalle, zum Beispiel bei serologisch nachgewiesenen Mangelzuständen, kann die erforderliche Zufuhr aus der Ernährung unzureichend sein, so dass eine zusätzliche Einnahme geeigneter Nahrungsergänzungsmittel erforderlich wird.

Menschen mit ausgewogener, gesunder Ernährung - die einen großen Anteil dieser Carotinoide beinhalten soll - erkranken deutlich seltener am grauen Star und insbesondere an der so genannten altersabhängigen Maculadegeneration.

Neueste Studien belegen, dass Lutein die altersabhängige Maculadegeneration verzögert oder sogar verhindert. Dies trifft in ähnlicher Weise auch für die Vorbeugung des grauen Stars zu.

Jahrelange andauernde Stoffwechsel-Störungen - verursacht durch antioxidative Fehlernährung - begründen einen massiven Mangelzustand lebenswichtiger Antioxidantien in den Photorezeptoren. Hierdurch wird die erforderliche Regeneration der Sehzellen nachhaltig eingeschränkt.

Im Alter ist infolge fehlerhafter, unausgewogener Nahrungszufuhr die antioxidative Kapazität reduziert. Es entwickelt sich ein **Micronährstoff-Mangel-Syndrom**. Nur insofern mag die Bezeichnung: altersabhängige Maculadegeneration, berechtigt sein. Wegen fehlender Eigensynthese im menschlichen Organismus müssen Carotinoide, wie Lutein und Zeaxanthin, täglich zugeführt werden. Zeaxanthin kann aus Lutein synthetisiert werden, wenn es dem Organismus ausreichend zugeführt wird. Ein schützender antioxidativer Effekt kann gewissermaßen durch eine überwiegende Ernährung aus unbehandeltem Obst, Gemüse, Salat usw. erreicht werden, wenn die betreffenden Nahrungsmittel in biologisch einwandfreier frischer Form den Patienten zur Verfügung stehen.

Gleichermaßen unersetzlich ist eine angemessene Zufuhr von Eicosapentaensäure (EPA) und Docosahexaensäure (DHA), so genannte Untergruppen der Omega-3-Fettsäure, als die wichtigsten FS (Fettsäuren) in den Photorezeptoren.

Im Sinne einer adäquaten Prävention sollte bereits in jungen Jahren eine ausreichende Substitution von diesen Micronährstoffen erfolgen.

LYCOPIN

Welche Bedeutung hat Lycopin für den menschlichen Organismus?

Lycopin schützt die Zellen aller Organe vor oxidativen Schäden durch Freie Radikale. In Studien konnten Wissenschaftler nachweisen, dass Lycopin zusätzlich eine starke anti-karzinogene Wirkung besitzt. Lycopin stabilisiert die Kommunikation der intrazellulären Stoffwechselprodukte und fördert dadurch eine bessere Zell-zu-Zell-Kommunikation. Hierdurch wird das willkürliche Wachstum degenerierter Zellen verhindert.

Wenn dem Organismus Lycopin in hohen Konzentrationen zur Verfügung steht - wie neuere wissenschaftliche Untersuchungen bestätigen - wird diese antikanzerogene Wirkung zusätzlich verstärkt.

Hierdurch werden besonders Organe wie: Lunge, Brust, Gebärmutter, Prostata, Blase, Magen-Darmtrakt und Haut vor degenerativer Zellentartung (Tumoren) geschützt.

Ein hoher serologischer Lycopin-Spiegel verringert zusätzlich auch das Herzinfarkt-Risiko, wie die EURAMIC-Studie bewiesen hat. Sklerotische Plaques, eine Ursache für Gefäßverengung, werden bei langfristiger Einnahme von Lycopin, Lutein, sekundären Pflanzenstoffen (OPC) und andere Antioxidantien vermindert. Hierdurch wird die Manifestierung einer Gefäßsklerose reduziert und die Entstehung von Thrombosen im cerebralen und sensorischen Bereich, wie Apoplex und Maculaeinblutung, verhindert.

Wann besteht ein erhöhter Bedarf an Lycopin?

Die heutigen Nahrungsmittel sind infolge industrieller Fertigung, Lagerung und künstlicher aber leider mangelhafter Reife an wichtigen Carotinoiden verarmt, in gewissem Sinne sogar langfristig unzureichend, wenn sich der Konsument auf den angeblich ausreichenden Vitamingehalt verlässt.

Bei ungenügender Aufnahme der erforderlichen Carotinoide, empfehle ich eine täglich zusätzliche Einnahme von Lycopin als Nahrungsergänzung, damit Fehlsteuerungen im Organismus infolge:

- mangelhafter Ernährung
- fehlerhafter Resorption im gastrointestinalen System
- verschiedener Darm-, Leber- und Pankreas-Erkrankungen
- photooxidativem Stress durch energiereiches UV-Licht
- oxidativem Stress infolge bösartiger Tumoren
- Genussgiften
- übermäßiger sportlicher Betätigungen
- Nebenwirkungen von Medikamenten

vermieden werden.

Anwendungsgebiete von Lycopin aus orthomolekularer Sicht sind insbesondere Rekonvaleszenz und Tumortherapie, Herz-Kreislauf-Erkrankungen, Maculadegeneration, immunologischer Abwehrschwäche und als natürlicher Schutzfaktor der Haut vor UV-Strahlen.

SEKUNDÄRE PFLANZENSTOFFE + OPC

Warum therapiere ich mit sekundären Pflanzenstoffen + OPC?

Sekundäre Pflanzenstoffe sind unterschiedliche biologisch-chemische Verbindungen, die in vielen Pflanzen vorkommen. Sie dienen den Pflanzen als

Wachstumsregulator, Abwehr- und Farbstoff.

Zu den sekundären Pflanzenstoffen zählen unter anderem Anthocyanidine, Proanthocyanidine, Polyphenole, Flavonoide. Sie verfügen über ausgeprägte antioxidative Wirkungen und sind in vielen Pflanzen, Rinden, Kernen, Blättern und Beeren enthalten.

In meinen Behandlungskonzepten gewinnen sekundäre Pflanzenstoffe + OPC immer mehr an Bedeutung, weil sie gefäßstabilisierende Eigenschaften haben und in den Wänden der Arterien die Bildung von Cholesterinablagerungen verhindern.

Wegen ihrer antiagglutinativen Eigenschaft wird die Bildung von Blutgerinnseln deutlich vermindert, so dass eine pathologische Gerinnung des Blutes verlangsamt und blockiert wird. Gegen Herzinfarkt, Apoplex (Schlaganfall) und Maculaeinblutung sind sekundäre Pflanzenstoffe somit eine sinnvolle Prophylaxe. Die besonders in der Heidelbeere enthalten Antocyanidine sind hochwirksame Antioxidantien, die unsere Kapillaren (kleinste Blutgefäße) vor den schädlichen Einflüssen der Freien Radikalen schützen und somit die Durchblutung lebenswichtiger Organe aufrechterhalten und im Krankheitsfall verbessern.

Bereits unsere Urahnen nutzten diesen Wirkstoff bei Augenerkrankungen. Heute ist bekannt, dass Antocyanidine auch an der Regeneration eines Netzhautpigmentes beteiligt sind, das für die Anpassung des Auges an wechselnde Lichtverhältnisse (Helligkeit und Dämmerung) benötigt wird.

Bei folgenden Augenerkrankungen sind sekundäre Pflanzenstoffe + OPC als Nahrungsergänzung bei der Unterstützung der Durchblutung äußerst sinnvoll:

- Retinopathia diabetica
- Glaucom (grüner Star)
- Maculadegeneration
- Stabilisierung und Aufrechterhaltung aller ophthalmologischen Funktionen

Unsere sensorischen Organe für den Seh-, Hör- und Riechvorgang benötigen zur lebenslangen optimalen Funktion eine uneingeschränkte Durchblutung seitens der Kapillaren, die leicht durch Freie Radikale in ihrer Gefäßstruktur beschädigt werden. Anthocyanidine fördern durch ihren stabilisierenden Einfluss auf die Blutgefäßwände die Microdurchblutung der feinsten Strukturen in der Netzhaut (Macula), dem Gehör- und Gleichgewichtsorgan, dem Sinusknoten (Impulsgeber des Herzschlags) usw.

Freie Radikale verursachen Schäden an dem schützenden Kollagen in den Gefäßwänden. Sekundäre Pflanzenstoffe haben eine stabilisierende und schützende Wirkung auf das Protein und folglich auf den Kollagenaufbau in den elastischen Fasern der Blutgefäße und des gesamten Skelettsystems. Das Bindegewebe, die Sehnen, die Bänder und die Knochenmatrix werden durch sekundäre Pflanzenstoffe verstärkt, so dass ein sinnvoller Beitrag zur Osteoporoseprophylaxe vorliegt. Wissenschaftler konnten 1996 eine zusätzliche antikarzinogene Wirkung des Heidelbeerextraktes belegen.

Sie neutralisieren bei Sportlern die Freien Radikale in den Gewebsflüssigkeiten, die während eines intensiven Trainings entstehen.

Sekundäre Pflanzenstoffe wirken:

immunmodulierend	indem sie das Immunsystem stärken
antimikrobiell	indem sie den Organismus vor Viren, Pilzen und Bakterien schützen
anti-karzinogen	indem sie Tumorbildung vermindern können
antioxidativ	indem sie Schutz vor Freien Radikalen bieten, welche die Zellen oxidativ schädigen

In meiner Praxis setzte ich seit einigen Jahren ein von mir speziell entwickeltes Präparat mit den Wirkstoffen aus Traubenkernen, Heidelbeeren und rotem Weinblätterextrakt mit großem Erfolg ein, bei:

- Maculadegeneration
- Retinopathia diabetica

- Glaucom (grüner Star)
- Cataract (grauer Star)
- Durchblutungsstörungen
- Veneninsuffizienz
- Unterstützung des Herz-Kreiskauf-Systems
- Hypertonie
- Gefäßsklerose
- Apoplex
- Gelenkproblemen
- immunologischer Abwehrschwäche
- und zum Schutz vor Freien Radikalen besonders beim Leistungssport

L-CARNITIN

Warum ist eine Substitution von L- Carnitin so wichtig?

Im menschlichen Organismus wird Carnitin in der Leber und den Nieren aus den Aminosäuren Lysin und Methionin synthetisiert. Diese Biosynthese kann nur unter der Mitwirkung von ausreichend Vitamin C, Eisen, Niacin und Vitamin B6 effektiv ablaufen. Zusätzlich zur Eigensynthese wird Carnitin auch mit der Nahrung aufgenommen.

Tierische Lebensmittel wie Fleisch, Milch und Eier enthalten mehr Carnitin als pflanzliche Nahrungsmittel. Aus diesen Gründen nehmen Vegetarier durch ihre Nahrung sehr wenig Carnitin zu sich und haben deshalb ein deutlich erhöhtes Risiko für Mangelerscheinungen und deren Folgen. Carnitinmängel können schwerwiegende Erkrankungen verursachen. Auf die Herz- und Skelettmuskulatur, Leber und Nieren entfallen mehr als 90 Prozent des Carnitinvorrates. Der gesunde menschliche Organismus benötigt auf Dauer ein Carnitindepot von insgesamt zirka 20 Gramm.

Carnitin ist ein essentieller Co-Faktor für den Fettstoffwechsel und somit unersetzlich für die Energiegewinnung, besonders in den Herz-, Skelett- und Muskelzellen. Carnitin ermöglicht den

Transport der Fettsäuren in die Mitochondrien jeder menschlichen Zelle, damit dort zur Energieproduktion die Verbrennung stattfinden kann.

Schwere Arbeiten, sportliche Betätigungen und besonders der Leistungssport verursachen einen erhöhten Carnitin-Verbrauch, der durch Nahrung oder Eigensynthese oft nicht ausreichend bereitgestellt wird. Deshalb sind zur Leistungssteigerung Carnitin, aber auch Co-Enzym Q10 und Sekundäre Pflanzenstoffe unverzichtbar. Bei Diäten zur Gewichtsabnahme ermöglicht und begünstigt Carnitin die Fettverbrennung. Entsprechende Nahrungsumstellung bei ausreichender Bewegung und die Einnahme von speziellen Micronährstoffen fördern die Reduzierung des Gewichtes.

Eine zusätzliche Einnahme von Carnitin ist bei folgenden Erkrankungen sinnvoll:

- Herz-, Leber- und Muskelerkrankungen
- Alzheimerdemenz
- Gefäßsklerose
- Hypercholesterinämie
- chronisches Müdigkeitssyndrom
- Schwangerschaft
- bei verschiedenen Medikamenten
- Schilddrüsenüberfunktion
- Diabetes mellitus

Dialysebehandlungen steigern durch vermehrte Ausscheidung den Verlust von Carnitin.

OMEGA-3-FETTSÄUREN

Was sind Omega-3-Fettsäuren?

Omega-3-Fettsäuren sind mehrfach ungesättigte, essentielle Fettsäuren, die vom menschlichen Organismus nicht synthetisiert werden können.

Bei der heutigen Ernährungsweise ist ein Omega-6-Mangel fast ausgeschlossen, während es bei den langkettigen Omega-3-Fettsäuren, Eicosapentaensäure (EPA) und Docosahexaensäure (DHA), leicht zu einem Defizit kommen kann. Diese Fette sind für einen reibungslosen Stoffwechsel in unserem Organismus unabdingbar und müssen - wegen der fehlenden Fähigkeit der Eigensynthese - täglich zugeführt werden. Beide Fettsäuren haben unterschiedliche Funktionen und können sich gegenseitig nicht ersetzen. Ein Mangel an Omega-3-Fettsäuren begünstigt die Entstehung von:

- Maculadegeneration
- Herz-Kreislauferkrankungen
- Rheuma
- Arthritis
- Haut- und Darmerkrankungen
- Alzheimer
- Morbus Parkinson
- Multipler Sklerose

Neuropathien werden durch die Beschädigung der Myelinscheiden infolge eines massiven Omega-3-Mangels mitverursacht.

Warum sind Omega-3-Fettsäuren so wichtig für das Herz-Kreislauf-System?

Studien haben bewiesen, dass die Häufigkeit von vaskulären Erkrankungen (Apoplex und Herzinfarkt) signifikant verringert wird, wenn der Organismus ausreichend und rechtzeitig mit Omega-3-Fettsäuren versorgt wird. Um dieses Ziel zu erreichen, muss das Verhältnis von Omega-3- zu Omega-6-Fettsäuren ernährungsphysiologisch im Organismus optimiert werden. Der heutige übermäßige Verzehr tierischer Nahrungsmittel von domestizierten Tieren - die reich an Omega-6-Fettsäuren, aber sehr arm an Omega-3-Fettsäuren sind - verursacht ein Missverhältnis zwischen diesen essentiellen Fettsäuren und ist unter anderem eine Ursache für die in unseren Jahren dramatische Zunahme von Herz- und Gefäßerkrankungen.

Ein hoher Anteil an Omega-3-Fettsäuren im Organismus bietet Schutz vor folgenden Zivilisationserkrankungen: Gefäßsklerose, Hypertonie, Herzrhythmusstörungen, Herzinsuffizienz, Rheuma, Allergien, Asthma, Autoimmunerkrankungen, Polyarthritis.

Die Omega-3-Fettsäure hemmt die Thrombozyten-Aggregation, stabilisiert die Blutgefäßwände, wirkt gefäßerweiternd und antihyperton. Omega-3-Fettsäuren senken pathologisch erhöhtes Cholesterin und schützen die Zellwände vor sklerotischen Plaques, verhindern entzündliche Prozesse und stärken die autoimmunologische Abwehr.

Positiver Einfluss von Omega-3-Fettsäuren bei Maculadegeneration

Ein häufig vorkommendes Ungleichgewicht verschiedener Fettsäure-Profile zueinander wirkt sich - wegen Abnahme der antioxidativen Möglichkeiten - negativ auf die Funktionen der Macula aus. Die Photorezeptoren in der Macula verfügen über die höchste Konzentration von ungesättigten Fettsäuren, werden jedoch leicht von Freien Radikalen angegriffen und zerstört, wenn sich eine verminderte antioxidative Kapazität im Sinne eines microbiologischen Nährstoff-Mangel-Syndroms aufbaut. Ein Überschuss an Freien Radikalen und die schädlichen Einwirkungen der energiereichen UVA/B-Strahlen führen zunehmend zu einer photo-oxidativen Belastung der sensorischen Zellen und letzten Endes zum schleichenden Sehverlust.

Welche Auswirkungen hat ein Ungleichgewicht zwischen den Omega-3- und Omega-6-Fettsäuren?

Zur Aufrechterhaltung verschiedener, äußerst wichtiger Stoffwechselabläufe ist ein bestimmtes Verhältnis zwischen den essentiellen Fettsäuren Omega-6 zu Omega-3 erforderlich. Beide Fettsäuren konkurrieren in ihrem Stoffwechsel um die gleichen Enzyme und verdrängen sich gegenseitig aus den Zellmembranen, wenn zum Beispiel zum Nachteil von Omega-3 ein deutlicher Überschuss an Omega-6 besteht. Trifft dies zu, müssen diese Quotienten durch eine täglich vermehrte hohe Omega-3-Fettsäuren-Zufuhr idealisiert werden, damit die äußerst wichtige protektive Wirkung von Omega-3-Fettsäuren - hinsichtlich kardiologischer- und serologischer Erkrankungen - zur Entfaltung kommen kann. Ein Missverhältnis bezüglich dem Quotienten von Omega-6- zu Lasten von Omega-3-Fettsäuren fördert, wie bei einer Gefäßsklerose, die Engstellung der Blutgefäße mit der Tendenz zur Hypertonie. Auch die Arterien im kardiologischen Bereich sind davon betroffen, so dass je nach Überschuss von Omega-6-Fettsäuren vermehrt Beschwerden im kardiovaskulären Bereich auftreten.

Ein Ungleichgewicht im Fettsäure-Profil und gleichzeitiger Mangel verschiedener Micronährstoffe verursacht auch durch die unzureichende Synthese der erforderlichen Omega-3-Fettsäuren eine Aktivierung von Leukotrien B4. Hierdurch werden entzündliche Prozesse potenziert. Omega- 3-Fettsäuren führen zu einer Verbesserung des Krankheitsbildes bei solchen schädlichen Prozessen. Unser Organismus besitzt im Gehirn körpereigene schmerzstillende Substanzen, die Endorphine. Sie sind befähigt, den Schmerz zu dämpfen. Durch eine erhöhte Zufuhr gesättigter Fette wird eine Entzündungsneigung potenziert und das Schmerzempfinden verstärkt. Essentielle Fettsäuren jedoch, wie Omega-3-Fettsäure und Nachtkerzenöl, vermindern Entzündungen und wirken positiv und heilend bei Arthritis, rheumatischen Beschwerden, Arteriosklerose, Allergien und Bluthochdruck.

Die von mir entwickelte Omega-3-Fettsäure-Kapsel öffnet sich erst im Dünndarm und verhindert somit den häufig auftretenden Nebeneffekt eines tranigen Fischölgeschmacks. Dieser unangenehme Nachgeschmack irritierte die Patienten besonders dann, wenn Omega-3-Fettsäuren in höheren Konzentrationen eingenommen werden müssen.

Zu beachten ist die Qualität der so genannten Fischölkapseln, die sich im Preis widerspiegelt. Simples Fischkonzentrat beinhaltet die ganze Palette von Schadstoffen (Pestizide und Schwermetalle wie Quecksilber, Cadmium usw.), wie sie in den Meeren, den Mülleimern der Industrienationen, reichlich vorzufinden sind. Hochgradig gereinigte Omega-3-Kapseln sind von diesen Giften befreit und enthalten einen höheren Anteil von EPA (zum Beispiel 33 Prozent), DHA (zum Beispiel 22 Prozent) und 65 Prozent Omega-3-Fettsäuren.

Bei den nachfolgenden Erkrankungen leisten die Omega-3-Fettsäuren einen sinnvollen Beitrag zur Verhinderung einer Pathogenese:

- Maculadegeneration
- eingeschränktes Dämmerungssehen
- Gefäßsklerose
- Herz-Kreislauf-Erkrankungen
- Hypertonie
- Hypercholesterinämie
- Diabetes mellitus
- Multiple Sklerose
- Rheumatischer Formenkreis
- Hauterkrankungen
- entzündliche Darmerkrankungen (Morbus Crohn)
- Konzentrationsstörungen
- Alzheimer-Demenz
- Tumorprophylaxe

OROTAT-MAGNESIUM

Warum verordne ich meinen Patienten nur das Orotat-Magnesium?

Wegen der schlechten Löslichkeit von Magnesiumorotat (das anorganische Salz der Orotsäure) kann es nur intrazellulär aufgespaltet werden. Zur Bewältigung plötzlicher Stressbelastungen wird Magnesium in Verbindung mit ATP aus seinem zellulären Depot an den Organismus weitergegeben.

Weil die intrazelluläre Magnesiumkonzentration 13 mal höher als im Blutplasma sein muss, kann in den Zellen - besonders dann, wenn sich die Referenzwerte der Serumkonzentration im unteren Normbereich befinden - trotzdem eine Magnesiumverarmung vorhanden sein.

Magnesium ist an einer großen Zahl von Enzymen (mehr als 300) im Organismus beteiligt. Ein Mangel ist für viele Beschwerden verantwortlich, wie zum Beispiel Arrhythmien, plötzliche hypertone Krisen, Atemnot, Angst, psychische Befindlichkeitsstörungen, Schwindel, Kopfschmerzen, Migräne, Herzklopfen, Herzdruck, Herzschmerzen, Übelkeit, funktionelle Magen- und Darmkrämpfe, Durchfälle, Krämpfe in den Waden, Schultern, Muskeln, Zehen, Fußsohlen, Taubheitsgefühl und Kribbeln in den Händen. Leider werden diese Symptome viel zu selten mit dem einzigen wirkungsvollen Orotat-Magnesium behandelt.

Die Kombination von Magnesium und Orotsäure bewirkt einen hervorragenden Schutz im Hinblick auf das Kollagengewebe von Gefäßen, Herz, Knochen, Gelenken und verstärkt nachhaltig die antioxidative Leistung insbesondere des Immunsystems bei Stressbelastung. Die unverzichtbare intrazelluläre ATP-Synthese (als unersetzlicher Bestandteil des Co-Enzym A) wird durch die Orotsäure angeregt. Hierdurch wird das Magnesium an seinen Bestimmungsort transportiert. Stressbelastungen von Organen und Gewebestrukturen ziehen vermehrt das intrazelluläre Magnesium aus den Zellen. Erfolgt eine ausreichende Einnahme von Orotat-Magnesium werden zelluläre und enzymatische Mangelzustände vermieden.

Weil es auf die Bioverfügbarkeit des elementaren Anteiles eines Präparates ankommt, empfehle ich die Einnahme eines speziellen hochdosierten Orotat-Magnesiums. Bei Produkten von 500 Milligramm Magnesium ist der elementare Anteil nur ein Bruchteil des täglichen Bedarfs.

Wenn man bedenkt, dass der tägliche Bedarf bei einem gesunden Menschen ideal bei 400 Milligramm liegt, ist es unverzichtbar, dem Organismus täglich eine ausreichende Supplementierung zur Verfügung zu stellen. Ein erhöhter Mehrbedarf von bioverfügbarem Magnesium ist bei den nachfolgend genannten Faktoren zwingend erforderlich:

- Einnahme von Medikamenten
- Genuss von Alkohol, weil dieser eine zusätzliche deutliche Magnesiumausscheidung über die Nieren fördert
- Stoffwechselerkrankungen
- Erbrechen und Diarrhoe
- Herzerkrankungen

• vegetative Dystonie
• Depressionen
• Leistungsminderung
• Muskel-, Leber- und Pankreaserkrankungen

Tägliche Dosierungen zwischen 600 bis 1200 Milligramm Orotat-Magnesium halte ich insbesondere bei Herz- und Gefäßerkrankungen und 400 bis 800 Milligramm bei Lebererkrankungen für unabdingbar.

BASIS-KOMPLEX

Warum kann nicht nur allein mit einzelnen Monopräparaten behandelt werden?

Um einen idealen Stoffwechselablauf zu gewährleisten, müssen Micronährstoffe - aufgrund ihrer gegenseitigen Abhängigkeit - in einer sinnvollen Kombination eingenommen werden. Viele Jahre habe ich nach idealen Zusammensetzungen von speziellen Micronährstoffen gesucht. In diesem Jahr war es dann endlich so weit. Es handelt sich um ein Multivitamin/Aminosäuren/-Spurenelemente-Kombinationsprodukt, das auf der Basis des Nährstoffbedarfs von chronisch degenerativ Erkrankten, Senioren und Rekonvaleszenten entwickelt wurde und die Grundlage für eine weitere gezielte Substitution erforderlicher Micronährstoffe ist. Diese müssen in einer optimalen Zusammensetzung eingenommen werden, damit sie im Falle eines akut erhöhten Bedarfs synergistisch wirken können.

Dieses Produkt bietet die Möglichkeit, Micronährstoffe individuell nach dem jeweiligen Bedarf mit kombinierbaren Monopräparaten zu ergänzen, um hierdurch das Wirkungspotential der einzelnen Substanzen in sinnvoller Weise den erforderlichen Beschwerden anzupassen.

Der Basis-Komplex verfügt über eine Vielzahl an essentiellen

Micronährstoffen und ist bei einer Tagesdosis von 3 Kapseln die Grundlage zur sinnvollen Prophylaxe. Wird er mit den in den Therapieplänen (Kapitel 5) aufgeführten Monopräparaten kombiniert, ist er eine optimale ernährungsphysiologisch-therapeutische Nahrungsergänzung, die dazu beiträgt, eine stabile körpereigene Immunologie aufzubauen.

Dieses Produkt kann zur Vorbeugung und Behandlung von Maculadegenerationen, Herzerkrankungen, Gefäßsklerose, immunologischer Abwehrschwäche und anderen Erkrankungen eingesetzt werden. Ebenso hat es sich bei antioxidativen Mangelzuständen von Senioren und Rekonvaleszenten sehr bewährt.

Diese Kombinationsmöglichkeit eröffnet neue Wege einer effektiven Behandlung.

Um einen idealen Stoffwechselablauf zu gewährleisten und synergistisch zu wirken, müssen Micronährstoffe - aufgrund ihrer gegenseitigen Abhängigkeit - in einer sinnvollen Kombination eingenommen werden. Bereits ein geringer Mangel eines einzigen Wirkstoffes verhindert den Aufbau von unersetzlichen Enzymen, hemmt die Symbiose vieler Stoffwechselfunktionen und ist mitverantwortlich für die Entstehung verschiedener Erkrankungen.

Die Behandlung antioxidativer Mangelzustände von chronisch Erkrankten, Senioren und Rekonvaleszenten richtet sich immer nach dem jeweiligen Vitalstoff-Bedarf des einzelnen Patienten und sollte nur von einem erfahrenen Therapeuten durchgeführt werden, weil - besonders bei gleichzeitiger Medikamenteneinnahme - bestimmte Erfahrungswerte in der Therapie Beachtung finden müssen.

Wenn der Patient Medikamente einnimmt, die nicht sofort abgesetzt werden können, dürfen Micronährstoffe nur langsam einschleichend, stufenweise von Monat zu Monat über einen Zeitraum von 20 bis 24 Wochen erhöht werden, Hierzu gehören: Betarezeptorenblocker, ACE-Hemmer, Angiotensin-II-Rezeptorenblocker, Diuretika, Calciumantagonisten, herzwirksame Glykoside, Antidepressiva, Schilddrüsenhormone und Gegenspieler von Vitamin K, zum Beispiel Marcumar.

Bei dieser Gelegenheit möchte ich hier kurz auf mir sehr häufig gestellte Fragen antworten:

Besteht eine eventuelle Abhängigkeit von so genannten Vitalstoffen?

NEIN!

Fördert der Patient diese Abhängigkeit mit täglicher Einnahme dieser Vitalstoff?

NEIN!

Ohne angeborene Erkrankungen oder serologische Defizite bei jahrzehntelanger korrekter Lebensführung und idealer Ernährung benötigt der menschliche Körper nur selten zusätzlich hochkonzentrierte Nährstoffe.

Jedoch sind körperliche Beschwerden immer ein Zeichen eines Micronährstoff-Mangel-Syndroms, das in einem Fehlverhalten des Stoffwechsels begründet ist. In dieser Situation ist es sinnvoll, die falsche Ernährung oder die übergroße Belastung auf das gesunde Maß zu reduzieren. Meistens gelingt dies nicht. Jetzt beginnt eine Abhängigkeit von einigen Medikamenten, die den Organismus infolge ihrer Nebenwirkungen zusätzlich stören. Diese schädlichen Störfaktoren versucht die konventionelle Medizin mit weiteren Arzneien zu neutralisieren. Das medizinische Paradoxon - im Sinne eines Hexenkessels verschiedener medikamentöser Abhängigkeiten - hat begonnen.

Benötigt wird eine Bestimmung des serologischen Mangelzustandes bezüglich der erforderlichen Antioxidantien. Die

Orthomolekulare Medizin ist in der Lage, ein microbiologisches Defizit zu erkennen und langfristig auszugleichen. Eine zusätzliche Substitution von Micronährstoffen - den natürlichen Bausteinen des Organismus - kann dieses Ziel erreichen.

Bis zur kompletten Anreicherung der betreffenden Depots ist selbstverständlich eine gewisse Abhängigkeit von diesen Vitalstoffen unvermeidlich, ähnlich, wie mit unserem Essen und Trinken. Auch hier ist, wenn man so will, eine Abhängigkeit zum lebenslangen Aufrechterhalten aller Stoffwechselvorgänge und der alltäglichen Leistungsfähigkeit erforderlich.

Falls die Rückkehr zur idealen Lebenshaltung gelingen sollte und ein Vitalstoffmangel serologisch nicht mehr nachzuweisen ist, kann auf eine zusätzliche Substitution von Nahrungsergänzungsmitteln verzichtet werden und die angebliche Abhängigkeit ist dann beendet.

In den meisten Fällen bleibt dieser Wunschtraum einer idealen Lebensführung wegen der Gier nach kulinarischen Genüssen eine Illusion.

Das Gefühl einer so genannten Abhängigkeit bleibt immer bestehen. Die Entscheidung trifft der Patient. Entweder er nimmt nebenwirkungsintensive Medikamente oder entscheidet sich für die harmlosen, aber dennoch wirkungsvollen Naturstoffe.

Der menschliche Organismus ist einzig und allein aus Nährstoffen aufgebaut. Diese Vitalstoffe müssen für die Dauer des Lebens in ausgeglichener harmonischer Symbiose zueinander erhalten bleiben. Jede das Energiereservoir verzehrende Tätigkeit verbraucht eine Vielfalt dieser lebenswichtigen Vitalstoffe.

Deshalb empfehle ich, diese microbiologischen Moleküle täglich in angemessener Konzentration zuzuführen, damit ein belastendes Micronährstoff-Mangel-Syndrom im Organismus vermieden und Gesundheit und Leistungsfähigkeit wiedererlangt und erhalten wird.

KAPITEL 4

MEDIKAMENTE

Ein armer Mensch ist,
wer von der Hilfe der Ärzte abhängig ist.

Martin Luther

Medikamenten-Nebenwirkungen

Wie fatal klingt doch der Satz, der am Bildschirm oder in Werbeanzeigen immer wieder penetrant suggeriert wird: „Über Risiken und Nebenwirkungen lesen Sie die Packungsbeilage oder fragen Sie Ihren Arzt oder Apotheker." Hiermit delegiert die Pharmaindustrie ihre Verantwortung auf Ärzte, Apotheker und Verbraucher. Die oft gelobte Zusammenarbeit zwischen Ärzten, Patienten und Pharmaindustrie wird hiermit zu einer Verhöhnung der Kranken. In vielen Testen wurde großes Unwissen oder mangelndes Interesse zur Information seitens der Apotheker und deren Personal bewiesen.

Erlauben Sie mir, dass ich dieses Problem einmal in Beziehung zum hippokratischen Eid setze, der bei der Vergabe des Doktortitels von den meisten Ärzten geleistet wird.

So lauten Auszüge aus der Eidesformel: *„. . .nach bestem Wissen und Gewissen werde ich dieses Gelöbnis und seine Verpflichtungen erfüllen... Ich will meine Ratschläge und Verordnungen zum Heil der Kranken nach bestem Wissen und Können geben. Meine Patienten werde ich dabei schützen vor allem, was ihnen schaden könnte. Niemals werde ich ein tödlich wirkendes Mittel verabreichen oder empfehlen. . ."*

Vergleicht man diese Aussage mit der nebenwirkungsreichen

Vielfalt der meisten heute üblichen Medikamente, wird dieser Eid bei fast jeder Verordnung gebrochen. Er wird zur Farce! Beim Lesen des Beipackzettels eines Medikamentes werden Sie oft feststellen, dass einem die aufgelisteten Nebenwirkungen jegliche Hoffnung auf den gewünschten Heilungserfolg trüben.

Bereits in den Vorlesungen meiner Studentenzeit wurde uns von den pharmakologischen Kapazitäten immer recht zynisch versichert:

„Eine Arznei ohne Nebenwirkungen gibt es nicht. Das heißt, eine hilfreiche Arznei verursacht auch schädliche Nebenwirkungen."

Natürlich kann von einem Medikament eine Heilung nicht vollends garantiert werden. Sicher aber sind die Nebenwirkungen ein Tatbestand, mit dem der Patient - ohne es zu wollen - leben muss. Die Zahl der Patienten, die durch Nebenwirkungen zusätzliche körperliche Schäden erhalten, nimmt in erschreckender Weise zu. Die Dunkelziffer ist sehr groß. Negative Veröffentlichungen bedeuten Umsatzeinbrüche für die Pharmaindustrie, eine Tatsache, die zu deren Nutzen verhindert werden muss.

Zur Vermeidung der nicht kalkulierbaren Nebenwirkungen, die bei jedem Patienten verschiedene Symptome hervorrufen können, benötigen wir zur Behandlung vieler Erkrankungen nicht unbedingt sofort die „chemische Keule". Tatsache aber ist: Trotz neuer Sparmaßnahmen wird leider viel zu viel und vor allen Dingen viel zu schnell zum Rezeptblock gegriffen, mit dem Resultat einer zunehmend kränkelnden Bevölkerung und eines (schon lange) nicht mehr finanzierbaren Gesundheitswesens.

Unser heutiges Gesundheitssystem ist deshalb nicht mehr zu finanzieren, weil nicht das Wohl des Patienten, sondern die Wirtschaftlichkeit einzelner Interessensgruppen im Vordergrund steht. Gesundheit wird zum Rechenexempel. Viele kritische Autoren haben dieses Thema hervorragend untersucht und stellen immer wieder fest: Der heutige Patient wird als eine ertragsreiche

„Finanzquelle“ eingestuft. Die Entstehung neuer Krankheitsbilder führt zu einen Minimum an gesunden Menschen, bis eines Tages auch deren Gesundheit möglicherweise als Krankheit definiert wird.

Es ist schier unglaublich, welche Medikamentenkombinationen man hilflosen Patienten zumutet. Je länger Arzneien eingenommen werden, desto mehr potenzieren sich die Nebenwirkungen für den Patienten immer intensiver, belastender und kaum noch überschaubar. Im unerschütterlichen Glauben an die „segensreiche Chemie“ wird weiter therapiert.

Die erhofft versprochene, erfolgreiche Wirkung einer einzigen Arznei kann widerlegt werden. In sehr vielen Fällen, besonders bei Gefäß- und Herzerkrankungen, versucht man, mit mehren Medikamentengruppen die körperlichen Probleme in den Griff zu bekommen. Die Fülle der oftmals identischen, mindestens jedoch ähnlich wirkenden Chemikalien kuriert aber nur an den Symptomen und nicht am weiterhin bestehenden Grundleiden.

Diese „Mehrfach-Medizin“ vervielfacht unwiderstehlich das schädliche Ausmaß der Nebenwirkungen. In der Seilschaft des Arznei-Komplexes dienen einige Wirkstoffe nur dem Versuch, die Nebenwirkungen eines anderen Medikamentes zu beseitigen oder zu minimieren. Die Tragödie endet schließlich in einer unüberschaubaren Verschiedenartigkeit neuer Nebenwirkungen, ein Kreislauf ohne Ende. Dieses Gemisch verschiedendster Substanzen beschert dem therapierten Patienten - allein aus den Unverträglichkeiten - neue Erkrankungen, die nichts mit dem Grundleiden zu tun haben. Wie es einem diesbezüglich ergehen kann, habe ich ausführlich in meinem Buch „Vitalstoffe schenkten mir mein zweites Leben“ beschrieben.

Bei meinen Patienten werden - unter Mithilfe des IfAp-Index Praxis (Arzneimittel- und Informationsdatenbank für den niedergelassenen Arzt) und dem „Kursbuch Medikamente und Wirkstoffe“ - die eingenommenen Medikamente vor einer Behandlung ausgewertet. Bedauerlicherweise muss ich immer wieder feststellen, dass sich viele Arzneien gegenseitig negativ beeinflussen. Sie wirken daher kontraproduktiv und können die Lebensqualität des Betroffenen massiv beeinträchtigen.

Schlimmstenfalls kommt es sogar zu Todesfällen. Viele der Beschwerden meiner Patienten gehen auf die Nebenwirkungen ihrer Medikamente zurück. Hinzu kommt, dass die Kombination verschiedener Arzneien nicht ideal gewählt wurde. Durch Interaktionen (qualitative und quantitative Änderung der Wirkung) kommt es dann zu einer zusätzlichen Verschlechterung des Krankheitsbildes. Hierdurch wird im Organismus ein microbiologisches Missverhältnis erzeugt und begünstigt; der autoimmunologische antioxidative Idealzustand der Zellfunktionen ist gestört und das Krankheitsbild verschlechtert sich zusehends. Der „austherapierte Patient" ist geboren und es besteht ein absolutes **Micronährstoff-Mangel-Syndrom.**

An dem nachfolgenden Beispiel möchte ich Ihnen dokumentieren, in welchen Verordnungsrausch sich einige Kollegen steigern, um die Hypertonie zu behandeln und welche gravierenden Folgen dieser Wahn den Patienten beschert.

Ein 70-jähriger Patient suchte mich in meiner Praxis auf, weil sich sein Krankheitsbild von Monat zu Monat zusehends verschlechterte. Er klagte über Sehstörungen, innere Unruhe, Haarausfall, Gelenkschmerzen, Ödembildung, Atemnot, Unwohlsein, Stimmungsschwankungen, Nervosität und Reizbarkeit. Die Diagnosen lauteten: Hypertonie (Bluthochdruck), Hypothyreose (Schilddrüsenunterfunktion), Magen-Darm-Beschwerden, Arthrose, Gehörsturz, Parodontopathie. Seit Jahren nahm der Patient zur Behandlung seiner Hypertonie die nachfolgend aufgeführten Medikamente ein.

1. Medikament: Delmuno 5/5mg

Es handelt sich hier um ein Antihypertonikum, ACE-Hemmer-Kombination. Dieses Medikament verursacht unter anderem Nebenwirkungen wie: Kopfschmerzen, Atemnot, Unruhe, Hörstörungen, verschwommenes Sehen, Nervosität, Gelenkschmerzen, Magen-Darmbeschwerden, periphere Ödeme.

2. Medikament: Doxazomerck 1 mg

Alpha-Blocker = Antihypertonikum

Dieses Medikament verursacht unter anderem nachfolgende Nebenwirkungen: Ödembildung, Kopfschmerzen, Nervosität, Magenschmerzen, Tinnitus Sehstörungen, Muskelschmerzen. Dazu Interaktionen (Änderung der Wirkung von Arzneien bei gleichzeitiger Gabe und Verstärkung der Nebenwirkungen) mit Betarezeptoren-Blockern, die dem Patienten ebenfalls zur Hypertonie-Behandlung verordnet wurden.

3. Medikament: Beloc Zok mite

Betarezeptorenblocker

Dieses Medikament ruft unter anderem nachfolgende Nebenwirkungen hervor: Kopfschmerzen, Unwohlsein, Nervosität, Unruhe, Hörstörungen, Haarausfall, Sehstörungen, Erhöhung der Triglyceride.

4. Medikament: Euthyrox 50

Schilddrüsenhormone

Dieses Medikament führt zu Kopfschmerzen und innere Unruhe.

Weil der Patient ständig über Magenbeschwerden klagte, wurde ihm dann auch noch ein magenwirksames (den Magensaft verminderndes) Pharmakon verordnet.

5. Medikament: Omeprazol

Protonenpumpenblocker

Einige der typischen Nebenwirkungen dieses Medikamentes waren bei dem Patienten aufgetreten: Periphere Ödeme, Haarausfall, aggressive Reaktionen und Gelenkschmerzen.

Das Paradoxe an dieser Behandlung des Patienten war aber: Drei verschiedene Medikamente wurden zur Behandlung der Hypertonie verordnet, ohne dass sich ein durchschlagender Erfolg in der Senkung des Blutdrucks eingestellt hatte. Das Gegenteil war der Fall: Der Patient litt - trotz dieser übertriebenen Mehrfach-Medikation - weiterhin oder gerade deswegen unter stark schwankenden Blutdruckwerten. Hinzu kamen neue Beschwerden, die durch die Nebenwirkungen verursacht wurden. Ein Beweis der mangelhaften Wirkungsweise dieser Arzneien, aber ein Argument für ein immens ansteigendes Potenzial an Nebenwirkungen, die bei diesem Patienten zu gravierenden Einbußen seines körperlichen Wohlbefindens führten.

Die Auswertung der Medikamente ergab, dass sich zwei Wirkstoffe gegenseitig negativ beeinflussten, im Sinne der Interaktionen. Hierdurch wurde im Organismus ein microbiologisches Missverhältnis und ein bioenergetisches Defizit begünstigt. Der autoimmunologische Idealzustand der Zellfunktionen wurde nachhaltig gestört. Alle Medikamente verursachten bei dem Patienten vermehrt Nebenwirkungen, die sein restliches Wohlbefinden spürbar reduzierten. Gerade deswegen ist es für mich nicht einsehbar, in welchem Medikamenten-Verordnungsrausch sich einige meiner Kollegen befinden. Obwohl ihnen bekannt sein sollte, dass jedes Medikament Nebenwirkungen verursacht und der Nutzen einer Arznei daher sorgfältig gegen ihre Risiken abzuwägen ist, wie unter anderem im Eid des Hippokrates versprochen wird.

Eine serologische Untersuchung dieses Fehltherapierten über das antioxidative Potenzial im Organismus ergab einen ernüchternden Befund. Es waren signifikante Mangelzustände von Vitaminen, Mineralien, Spurenelementen und essentiellen Fettsäuren zu verzeichnen. Heute ist wissenschaftlich erwiesen, dass Medikamente das antioxidative System im Sinne eines Raubbaus übermäßig belasten und zu Fehlsteuerungen in den Vorgängen des Stoffwechsels führen. Werden durch die Nahrung erforderliche Vitalstoffe nicht ausreichend zugeführt, entsteht eine dauerhafte Unterversorgung des Organismus mit essenziellen Micronährstoffen. Dieser Mangel verursacht langfristig irreversible Schäden und die daraus resultierenden Erkrankungen.

Die längerfristige Substitution spezieller antioxidativ wirkender Micronährstoffe in sinnvoller Konzentration ist die Voraussetzung zum Aufbau einer zuverlässigen immunologischen Abwehr.

In der nachfolgenden Tabelle können Sie nachlesen, welche Defizite an lebenswichtigen Antioxidantien durch Medikamenteneinnahme verursacht werden.

Medikament	Micronährstoffe, die entzogen werden
Acetylsalicylsäure	Vitamin A, C, E, Vitamin-B-Komplex, Calcium, Kalium
ACE-Hemmer	Zink, Eisen und Kalium
Angiotension-II-Rezeptorenblocker	Kalium
Betarezeptorenblocker	Co-Enzym Q10
Diuretika	Magnesium, Calcium, Vitamin D, Zink, Kalium, Co-Enzym Q10, Vitamin-B-Komplex, Folsäure u. a.
CSE-Hemmer (Cholesterinsenkende Statine)	blockieren die körpereigene Co-Enzym Q10-Biosynthese,Vitamin B12, A, D, E, K, Eisen, Folsäure, ß-Carotin
Gerinnungshemmende Mittel (Phenprocoumon)	Vitamin A, C, K, Co-Enzym Q10, Vitamin-B-Komplex, Calcium, Kalium
Trizyklische Antidepressiva	Co-Enzym Q10, Vitamin B2
Immunsuppressiva	Omega-3-Fettsäure, Magnesium, Kalium
Cortisonpräparate	Folsäure, Selen, Zink, Calcium, Kalium, Vitamin C, B6, D
Protonenpumpenblocker	Die Resorption von Vitamin B12 wird vermindert, es entsteht ein Mangel und eine megaloblastäre Anämie kann als mögliche Folge auftreten
Antazida	Calcium, Kupfer, Eisen, Magnesium, Kalium, Folsäure, Vitamin D, B12, Zink
Antihistaminika	Vitamin C
Kontrazeptiva, orale	Folsäure, Vitamin C, A, E, B2, B6, B12
Laxanzien	alle Micronährstoffe, vor allem Vitamin E, A, K, D, Phosphor, Calcium, Kalium, Magnesium
Sedativa	Co-Enzym Q10, Vitamin B2
Herzglykoside	Magnesium, Kalium, Co-Enzym Q10
Antibiotika	Vitamin C, Folsäure, Magnesium, Eisen, Zink
Orale Antidiabetika	Vitamin B-Komplex, Vitamin C, K, Niacin, Folsäure
Gichtmittel	Vitamin B12, ß-Carotin
Chemotherapie und Bestrahlung	alle Micronährstoffe

Es handelt sich hier um eine geringe Aufzählung von Medikamenten, die im Organismus ein Micronährstoff-Mangel-Syndrom im Sinne eines schwerwiegenden bioenergetischen Defizits hervorrufen können. Wenn Medikamente eingenommen werden, empfehle ich unbedingt eine zusätzliche gezielte Substitution von geeigneten Vitalstoffen, um das Nebenwirkungspotential möglichst gering zu halten.

In diesem Zusammenhang möchte ich einen wichtigen Hinweis zu diesem Medikament, einen Vitamin K-Antagonisten, geben. Heute wird es überwiegend bei Patienten mit Herzrhythmusstörungen als antithrombotisch wirkendes Medikament verordnet. Es soll gewissermaßen die intravasale Blutgerinnung verzögern, damit beim Auftreten von Arrhythmien die Gefahr von Blutgerinnseln möglichst gering ist. Ein Nachteil dieser Therapie ist: Aus dem Patienten wird infolge dieser künstlichen Gerinnungsstörung ein „Bluter" mit allen daraus resultierenden negativen Konsequenzen. Im Notfall einer größeren Blutung müssen die Marcumar-Patienten mit Vitamin K behandelt werden. Deshalb sollten sie außer einem Marcumar-Ausweis eine Packung mit zwei Ampullen (entspricht 2 mal 1 Milliliter Lösung mit je 10 Milligramm Wirkstoff Vitamin K) bei sich tragen. Bei der Marcumar-Therapie bleibt in den meisten Fällen eine signifikante Co-Enzym Q10-Reduktion völlig unbeachtet, mit der Folge einer zunehmenden mitochondrial bedingten Herzinsuffizienz. Eine zusätzliche Co-Enzym Q10-Substitution ist daher dringend indiziert.

Infolge bestehender Gefäßsklerose (Adernverkalkung) ist die stabilisierende Wirkung des Kollagengewebes der Gefäßwände deutlich vermindert. Bei einer Marcumarisierung und bestehender Sklerose kommt es vermehrt zu Blutaustritten aus den degenerierten „porösen" Blutgefäßen.

In meiner langjährigen Praxistätigkeit habe ich immer wieder erfahren müssen, dass Patienten, die gerinnungshemmende Mittel zu sich nahmen, häufig von einer Netzhautblutung mit mehr oder weniger eingeschränktem irreversiblem Verlust ihres Sehvermögens betroffen waren. Deshalb rate ich von einer leichtfertigen Verordnung dieser Wirkstoffe dringend ab. Marcumar wirkt als Gegenspieler zum Vitamin K, dem „Gerinnungsvitamin". Deswegen dürfen bei der Marcumar-Therapie verschiedene Vitamin K-haltige Lebensmittel wie zum Beispiel Spinat, Kohlarten, Lebergerichte und fetthaltige Seefischsorten nur sehr eingeschränkt verzehrt werden, weil andernfalls der Quickwert verfälscht wird und als Folge daraus die Dosis des Medikamentes vom behandelnden Arzt erhöht wird.

Umstellung von Marcumar auf ASS bei gleichzeitiger Micronährstoff-Substitution

Meinen Patienten empfehle ich vor der Micronährstoff-Behandlung, wegen der Marcumar-Nebenwirkungen, soweit medizinisch indiziert, eine Umstellung auf ASS. Über einen Zeitraum von einem Monat wird das Marcumar wochenweise um jeweils 1/4 beziehungsweise 1/2 Tablette reduziert. Ab der vierten Woche muss wiederum einen Monat lang ASS 100 einmal täglich nach dem Mittagessen (um die Magenschleimhaut zu schonen) eingenommen werden.

ASS verfügt über ausreichenden gerinnungshemmenden Schutz im Hinblick auf eine ungewollte Agglutination der Blutzellen, wobei die Tagesdosis auf 50 Milligramm, zum späteren Zeitpunkt auf 25 Milligramm beschränkt werden sollte, denn die Acetylsalicylsäure wirkt kumulierend mit Depotwirkung. Auch mit ASS darf nicht sorglos umgegangen werden, weil eine zu häufige und zu hohe Einnahme eine Überdosierung verursacht. Hierdurch kann eine Azidämie (dekompensierte Azidose) entstehen und zur ZNS-Toxizität führen. Für den gerinnungshemmenden Schutz des Blutgefäßsystems ist eine Tagesdosis von 25 Milligramm ASS langfristig ausreichend, allerdings nur, wenn gleichzeitig hohe Dosierungen des von mir erprobten und bewährten - die Blutgefäße stabilisierenden - Micronährstoff-Komplexes substituiert werden.

Wegen der ebenfalls blutverdünnenden antithrombotischen Wirkung von Omega-3-Fettsäuren ordiniere ich meinen Patienten bei einer reduzierten ASS-Dosis immer und erfolgreich hohe Konzentrationen von Omega-3-Fettsäure-Kapseln. Diese sind magensaftresistent und verhindern dadurch einen unangenehmen Fischölgeschmack. Die Omega-3-Fettsäure gehört zu den vielen Natursubstanzen, die es ermöglichen, in nebenwirkungsfreier Form die uneingeschränkte Fließfähigkeit des Blutes und die Stabilisierung der Gefäßwände - auch ohne die oftmals negativen Auswirkungen der Chemie - zu erreichen.

Eine kurze Anmerkung möchte ich noch zu der Anwendung von Cumarinderivaten geben.

Anwendung von Cumarinderivaten (Vitamin K-Antagonist) als Rattengift

Die hochgradige Toxizität von Cumarinderivaten werden Sie, liebe Leser, begreifen, wenn Sie erfahren, dass diese Substanz als tückisches Rattengift offiziell eingesetzt wird. Diese hoch intelligenten Tiere können mit Fallen oder Ähnlichem nicht ausreichend reduziert werden. Bevor eine Rattenfamilie an einem Futter frisst, muss ein Vorkoster dieses probieren. Wenn es ihm nicht erkennbar schadet, fressen die Artgenossen auch davon. Findige Wissenschaftler ermittelten die für Ratten tödliche Dosis von Cumarinderivaten. Das Ableben sollte jedoch erst nach einigen Tagen erfolgen, damit die Sippschaft den Tod nicht mit dem ausgelegten vergifteten Futter in Beziehung bringt. Als ideales Mittel zur Bekämpfung von Rattenplagen wurden Cumarinderivate ermittelt. Infolge der hochgradigen Gerinnungshemmung verbluten die Tiere innerhalb weniger Tage irgendwo in ihrem Revier.

KAPITEL 5

KRANKHEITEN

Wodurch entstehen Krankheiten? Wie können Micronährstoffe helfen?

Mein Mitochondriales-Orthomolekulares Therapiekonzept gibt Aufschluss über die Möglichkeit einer neuen nebenwirkungsfreien, aber sehr effektiven Behandlungsweise, die vom starren Pfad der konventionellen Medizin effizient abweicht.

In unserem Organismus wird die Ausbreitung von Infektionserregern, wie Viren, Bakterien und anderen ermöglicht, wenn ein bioenergetisches Defizit entsteht. Das hierdurch geschwächte immunologische Abwehrsystem kann einen pathologischen Überschuss an Freien Radikalen nicht mehr ausreichend neutralisieren. Ein über Jahrzehnte andauernder Mangel an lebenswichtigen Micronährstoffen und zusätzliche Belastungen durch Stress, Genussgiften, Umweltverschmutzung usw. führt zur verstärkten Bildung von Freien Radikalen im Organismus und ist ein idealer Nährboden für die Entstehung von Krankheiten. Unsere Zellen sind einem permanenten Angriff von freien Sauerstoffradikalen ausgeliefert. Nur durch eine langfristige kontinuierliche Substitution hochdosierter Antioxidantien kann eine Schutzfunktion gegen diese pathologischen Spezies aufgebaut werden, die es ermöglicht, geschädigte Zellen zu regenerieren. Insbesondere wirkt sich ein Co-Enzym Q10-Mangel negativ auf die Membrandynamik und die mitochondriale Energiebildung der Zellen aus. Schwerwiegende Ausfallerscheinungen an den Mitochondrien-Membranen sind die Folge.

Nur mit einem fortwährenden Überschuss an Co-Enzym Q10, Vitaminen, Mineralien, Spurenelementen, Amino- und Fettsäuren usw. können diese angriffsorientierten Freien Radikale rechtzeitig eingegrenzt werden.

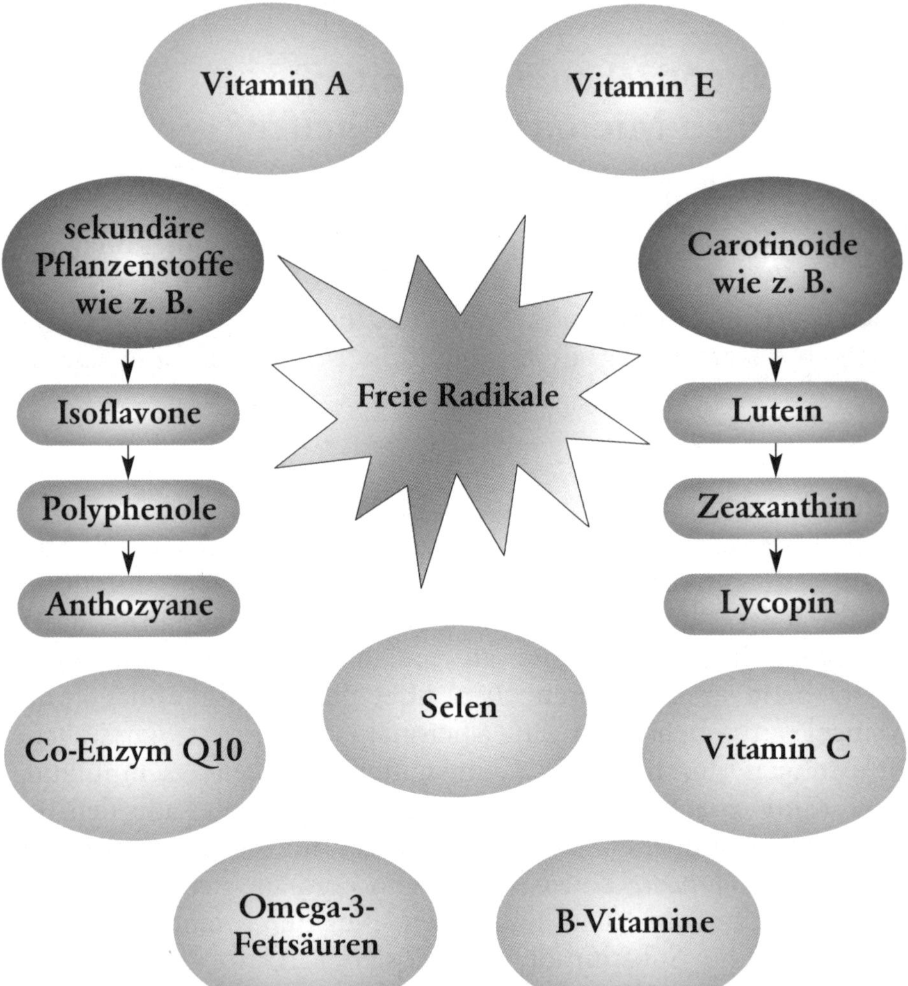

Hochdosierte Micronährstoffe sollten unter medizinischer Kontrolle bei verschiedenen Erkrankungen sinnvoll eingesetzt werden, insbesondere bei Augen-, Herz-, Lebererkrankungen, Gefäßsklerose, Hypertonie, Diabetes mellitus, Haut-, Muskel- und Autoimmun-Erkrankungen, bei chronischen Allergien, Morbus

Parkinson, Alzheimer-Demenz, Triglyceridämie, klimakterischen Beschwerden und Tumorerkrankungen

In den nachfolgenden Ausführungen lasse ich Sie an meinem Therapiekonzept teilhaben, damit Ihnen bewusst wird, welche Möglichkeiten die Mitochondriale- und Orthomolekulare Medizin bietet, um den unter einem **Micronährstoff-Mangel-Symdrom** leidenden Organismus wieder zu aktivieren.

Mein Mitochondriales-Orthomolekulares Therapiekonzept beruht auf den Erfahrungswerten, die ich während der lebensnotwendigen Behandlung meiner eigenen schweren Erkrankung gewonnen habe. Bei der Therapie einer Vielzahl weiterer Patienten konnte ich dieses Wissen erfolgreich anwenden.

Bedauerlicherweise wird bisher nur an wenigen Universitäten diese neue Therapierichtung gelehrt. Deshalb ist es heute leider sehr schwierig, Kollegen oder medizinisch geschultes Personal von der effizienten Wirkungsweise der Mitochondrialen- und Ortholmolekularen Medizin zu überzeugen. Diese Behandlungsweise mit Micronährstoffen erfordert eine kontinuierliche Weiterbildung, weil neue Forschungsergebnisse das Potenzial des therapeutischen Rahmens ständig erweitern helfen. Zusätzlich sollten meine jahrelangen positiven Erfahrungen mit dieser Behandlungsweise jeden Interessierten ermutigen, meinem Beispiel zu folgen, um die heilsame Wirkung der Mitochondrialen- und Orthomolekularen Medizin auch am eigenen Körper verspüren zu können.

Serologie, ein hilfreicher Partner

Eine Micronährstoffbehandlung ist nur sinnvoll und effektiv, wenn vor Therapienbeginn ein serologischer Nachweis über einen möglichen Mangel bezüglich des antioxidativen Potenzials des Patienten erbracht worden ist.

Der oftmals ernüchternde Nachweis eines serologischen Befundes im Hinblick auf das antioxidative Potenzial, ist eine hilfreiche Unterstützung zur Begründung einer begleitenden Micronährstoff-Therapie, weil selbst der ungläubigste Mediziner und Patient den Nachweis eines Mangelzustandes nicht mehr verleugnen kann. Diese Ergebnisse geben Aufschluss über den unzureichenden bioenergetischen Zustand eines Patienten und sind für die weitere Behandlung unabdingbar.

Vor einem Therapiebeginn ist der Nachweis der Referenzwerte folgender serologischer Blutparameter dringend indiziert. Diese werden in zwei dafür speziell ausgerichteten Laboratorien - in Mainz und Berlin - durchgeführt.

Vitamine und andere Vitalstoffe	Co-Enzym Q10, Vitamin A, B5, B6, B12, C, D3, E, Folsäure, Lutein, Lycopin, Carnitin
Essentielle Aminosäuren	Histidin, Valin, Methionin, Tryptophan, Isoleucin, Phenylalanin, Leucin, Lysin
Bedingt essentielle Aminosäure	Arginin
Mineralien und Spurenelemente	Selen, Zink, Chrom, Kalium, Magnesium, Calcium, Eisen
Kardiovaskuläres Risikoprofil	Cholesterin, HDL, LDL, Triglyceride, Homocystein, Fibrinogen, CRP (hochsensitiv), Apolipoprotein A1, Apolipoprotein B, Lipoprotein A, Lipidperoxidation
Gesättigte Fettsäuren	Myristinsäure, Palmitinsäure, Stearinsäure, Lignocerinsäure
Einfach ungesättigte Fettsäuren	Myristoleinsäure, Palmitoleinsäure, Ölsäure, Nervonsäure
Mehrfach ungesättigte Fettsäuren	a-Linolensäure, Eicosapentaensäure, Docosahexaensäure, Linolsäure, y-Linolensäure, Docosapentaensäure, Arachidonsäure, cis-8,11,14-Eicosatriensäure
Summe Fettsäuren	Summe gesättigte Fettsäuren, Summe einfach ungesättigte Fettsäuren, Summe Omega-3-Fettsäuren, Summe Omega-6-Fettsäuren, Quotient gesättigte/ungesättigte Fettsäuren, Quotient Omega-6/Omega-3- Fettsäuren

Erst wenn alle serologischen Befunde vorliegen, kann - unter Einbeziehung aller Erkrankungen und Auswertungen der zurzeit eingenommenen Medikamente - eine orthomolekularmedizinische Befundinterpretation vorgenommen und ein entsprechender individueller Therapievorschlag erarbeitet werden. Um erfolgreich zu behandeln, ist es deshalb erforderlich, dem Patienten die Erkenntnisse über die Entwicklung und Ätiologie seiner Erkrankung darzulegen. Viele Faktoren (falsche Ernährung, Genussgifte, Umweltbelastungen usw.) beeinflussen unseren Organismus im negativen Bereich und sind somit für die Entstehung von degenerativen Prozessen verantwortlich. Deshalb wird der Patient in der Mitochondrialen- und Orthomolekularen Medizin als Gesamtkomplex gesehen. Die Behandlung bezieht sich auf den gesamten Organismus mit der Zielsetzung, die Ursache der Krankheit zu bekämpfen. Das Ziel meiner Behandlung ist die bestmögliche Stabilisierung des immunologischen Abwehrsystems, damit unter Zuhilfenahme aller erforderlichen Micronährstoffe die Grunderkrankung therapiert werden kann.

Der Patient erhält über einen Zeitraum von drei bis vier Monaten einen einschleichenden Therapieplan. Gestatten Sie mir einen Hinweis: Die Wirkungsweise von Präparaten hängt von deren Galenik, hohem Reinheitsgrad und der intestinalen Resorption ab, damit eine Applikation in hoher Konzentration zu therapeutischen Zwecken möglich wird.

Ebenso ist eine kontinuierliche tägliche Substitution aller Substanzen erforderlich. Es ist mein Bestreben, während einer begleitenden Micronährstofftherapie überflüssige Medikamente behutsam zu reduzieren. Damit ungewollte metabolische Interaktionen im Organismus vermieden werden, müssen gleichzeitig Antioxidantien in angepasster ausreichender Dosierung substituiert werden.

Die Mitochondriale- und Orthomolekulare Medizin bietet eine Vielfalt von Möglichkeiten, die Ursache - und nicht das Symptom - des erkrankten Organismus zu behandeln. Eine effektive Therapie ist nur unter Einbeziehung aller Erkrankungen und der Erkenntnis aller microbiologischen Mangelzustände, eben den Ursachen der Beschwerden, möglich. Die Therapie besteht in der Substitution der Micronährstoffe und einer kontinuierlichen Compliance des Patienten.

In den nachfolgenden Abschnitten möchte ich über die in meiner Praxis am häufigsten vorkommenden Erkrankungen berichten.

Lassen Sie mich mit einigen Augenerkrankungen beginnen und Ihnen schildern, welche Möglichkeit besteht, unser Augenlicht mittels Antioxidantien vor den feindlichen Übergriffen der Freien Radikale zu schützen.

DAS AUGE

Unser Fenster zur Welt ist das Auge

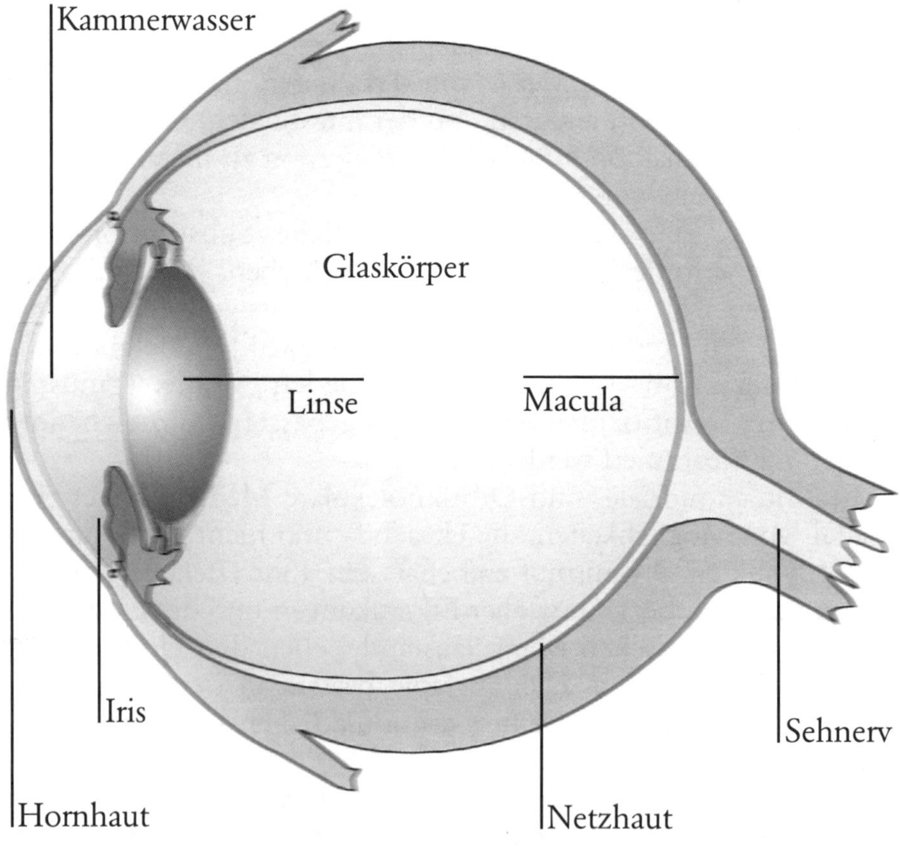

Das menschliche Auge besteht aus verschiedenen Gewebsschichten. Äußerlich ist es von den **Lidern** umschlossen. In diesen befinden sich die drei verschiedenen so genannten Tränendrüsen. Ihre Bedeutung liegt in der Ernährung und Schutzfunktion hinsichtlich der bestmöglichen Transparenz der Hornhaut. Die eiweiß- und fetthaltigen Substrate dieser Drüsen reparieren beinahe „über Nacht“ kleine äußere Verletzungen der höchst schmerzempfindlichen Hornhaut. Voraussetzung für diesen Heilungsprozess ist ein ausgeglichenes Angebot aller erforderlichen Vitalstoffe, damit bei mangelhafter Heilung Hornhautnarben und hierdurch eingeschränktes Sehvermögen verhindert werden.

Die Farben der Augen werden von der **Iris** (Regenbogenhaut) hervorgerufen. Jedoch liegen in der Iris keine Farbpartikel, wie vielleicht vermutet wird, sondern eine verschieden große Anzahl brauner Pigmentmoleküle - auf eine oder zwei Schichten verteilt-verursacht mit Hilfe des einfallenden Lichtes die verschiedenen Farbvariationen.

Die runde Öffnung in der Mitte der Hornhaut wird **Pupille** genannt. Zwei verschiedene Muskeln - ein Sphincter - zum Verkleinern bei großem Lichteinfall und ein Dilatator zum Erweitern in der Dämmerung und infolge einiger Medikamente und Drogen - bestimmen die jeweilige Größe der Pupille.

Hinter der Regenbogenhaut ist die optisch variable **Linse** fixiert. Im Inneren des Auges - zwischen Linse und Augenhintergrund (Netzhaut) - befindet sich der so genannte **Glaskörper** zur Stabilisierung der konstanten runden Augenform. Er besteht aus einem Gallerte - ähnlichen Gewebe. Der Glaskörper ist, ebenso wie die Linse, frei von Blutgefäßen. Beide müssen ebenso wie die Hornhaut zur Aufrechterhaltung ihrer Funktionen mittels biochemischer Diffusion ernährt werden. Unabdingbar für diesen Molekülaustausch ist ein ausreichendes Angebot von den benötigten Micronährstoffen. Ein Defizit verursacht die typischen Stoffwechselerkrankungen: Hornhaut-, Glaskörper- und Linsentrübung (Cataract).

Der Glaskörper übt mit seiner äußeren Membran eine Stütz -und Schutzfunktion der Netzhaut aus. Beschädigungen dieser Verbindung - infolge mechanischer und operativer Eingriffe -

ermöglichen das Risiko einer teilweisen Netzhaut-Ablösung **(Amotio retinea)**.

In der Netzhautmitte liegt das eigentliche Sinnesorgan des Auges, die **Macula**. Ihre für das Sehen erforderlichen optischen Zellen, Zäpfchen und Stäbchen, die so genannten Photorezeptoren, bestimmen die Qualität des Sehvermögens. Diese höchst empfindlichen Sinneszellen unterliegen infolge unzureichendem Angebot der erforderlichen Micronährstoffe und andauernder ganztägiger Belastung einem permanenten oxidativen Stress mit der Bildung zerstörerischer Freier Radikale. Hieraus resultieren die verschiedenen Formen der Maculadegenerationen.

Nach der kurzen Einführung über dieses bedeutende Sinnesorgan, mit dem wir die schönen Dinge unseres Lebens wahrnehmen dürfen, möchte ich Ihnen in der nachfolgenden Beschreibung schildern, wie wichtig die Gesunderhaltung dieses Organs ist. Nur ein optimales Zusammenspiel der verschiedenen Funktionen gewährleistet ein intaktes Sehvermögen ein Leben lang. Um dieses hohe Ziel zu verwirklichen, ist eine frühzeitige, zusätzliche Einnahme ausgewählter Micronährstoffe sinnvoll. Um das Sehvermögen, ein kostbares Gut, lebenslang zu erhalten, empfehle ich rechtzeitig ausreichend und gezielt Micronährstoffe zu substituieren. Leider fördert ein kontinuierlicher Mangel an antioxidativen Substanzen, die heute durch die industrialisierte Nahrung nicht mehr in ausreichenden Mengen aufgenommen werden, einen ausgeprägten oxidativen Stress, der die nachfolgenden Augenerkrankungen zusätzlich potenziert. Ich nenne jetzt nur die wichtigsten.

AUGENERKRANKUNGEN

Degenerationen der Macula

Zu den häufigsten, das Augenlicht behindernden Erkrankungen gehören die trockene (athrophische) und die feuchte (neovaskuläre) Maculadegeneration. Die Ernährung der Macula ist für die optischen Überbelastungen während eines langen Lebens konstruktionsbedingt eigentlich unzureichend. Die Photorezeptoren der Macula werden nicht durch Blutgefäße - wie in anderen Organen üblich - sondern durch Diffusionen (Transport der erforderlichen Nahrungsstoffe durch die Zellmembranen) ernährt. Zur bestmöglichen Funktion dieses Austausches von Nahrungsmolekülen ist die perfekte Zirkulation des Blutes in der Aderhaut (Choriocapillaris) erforderlich. Ohne zeitliche Einschränkung müssen kontinuierlich die benötigten Micronährstoffe zugeführt und die Abfallprodukte gleichzeitig entsorgt werden.

Einfach dargestellt entsteht die trockene Maculadegeneration aus einer defekten Microzirkulation bezüglich einer mangelhaften Zufuhr der Vitalstoffe und einer unzureichenden Entsorgung der Stoffwechselschlacken.

Die feuchte Maculadegeneration entwickelt sich oftmals aus einer seit langem bestehenden trockenen Maculadegeneration. Sie kann leider auch - wie zum Beispiel beim Diabetiker - plötzlich auftreten und das Sehvermögen schlagartig vermindern und auch zerstören. Die Ursache ist in jahrelangen Fehlfunktionen des Organismus zu suchen. Auch Grunderkrankungen kommen in Frage: Arteriosklerose, Hypertonie, Diabetes mellitus und Genussgifte, wie zum Beispiel Tabakkonsum. Diese Risikofaktoren verursachen Gefäßschäden in der Choriocapillaris, wodurch der uneingeschränkte Nährstoffaustausch für die Photorezeptoren der Macula nicht mehr gewährleistet ist und zum Erliegen kommt. Durch Stauungen in der Microzirkulation entstehen Austritte von intrazellulärer Flüssigkeit (Ödeme) und Gefäßneubildungen als fehlgesteuerte Notreparatur. Hierdurch ist die ordnungsgemäße Versorgung des Maculagewebes mit den dringend benötigten Micronährstoffen nicht mehr gegeben.

Ein degenerativer Prozess im Organismus und speziell im Auge entsteht nur selten Gen-bedingt, wie heute zu oft behauptet wird. Neben einer vererbten Disposition sehe ich die Ursache in einer mangelnden rechtzeitige Aufklärung im Gesundheits- und Ernährungsbereich und damit verbundener fehlerhafter Lebensweise. Dies führt zu einer Anreicherung von Freien

Radikalen im sensorischen System und begründet die Häufigkeit der Präsenz einer Maculadegeneration.

Ungünstige Lebensführung, industriell gefertigte, vorbehandelte und infolge Lagerung an Vitaminen verarmte Nahrungsmittel, vermehrtes energiereiches UVA/B-Licht, verschiedene Genussgifte und Nebenwirkungen von Medikamenten verursachen einen permanenten oxidativen Stress. Die überaus empfindliche ophthalmologische Sensorik ist - mangels ausreichender antioxidativer Kapazität und in einigen Fällen möglicherweise auch Gen-bedingt - dem oxidativen Dauerstress nicht mehr gewachsen. Nicht das Älterwerden der Menschen sondern diese jahrzehntelange Fehlsteuerung im intermediären Stoffwechsel führt maßgeblich zu der so genannten „altersbedingten Macula-degeneration". Eine diesbezüglich ausführliche Erläuterung (Können Antioxidantien vor Maculadegeneration schützen?), habe ich im Journal für Orthomolekulare Medizin, Deutsche Ausgabe Juni 2003, publiziert.

Wie schützen Antioxidantien vor Maculadegeneration?

Zurzeit bietet die konventionelle Medizin keine bleibende erfolgreiche Möglichkeit, die Maculadegeneration zu behandeln, weder durch Medikamente noch operativ. Epidemiologische Studien bestätigen die Erkenntnisse, dass mit speziellen Vitalstoffen die Maculadegeneration verzögert oder sogar verhindert werden kann. Voraussetzung ist die rechtzeitige Substitution spezieller hochdosierter Micronährstoffe bei den geringsten Anzeichen einer Veränderung der Maculastruktur.

Die Pigmente der Macula, die Carotinoide Lutein und Zeaxanthin, schützen die empfindlichen Photorezeptoren vor den zerstörenden Einflüssen des energiereichen UVA/B-Lichtes. Die toxische Wirkung der Freien Radikale wird bei ausreichender Konzentration in der sensorischen Zelle weitestgehend verhindert. Zur Erhaltung der Regeneration der sensiblen Zäpfchen und Stäbchen sind diese Carotinoide unabdingbar. Ein therapeutischer Nutzen wird erreicht, wenn diese Micronährstoffe in effektiven Dosierungen täglich appliziert werden, insbesondere bei bereits ersten erkennbaren Veränderungen im sensorischen System. Im fortgeschrittenem Lebensalter ist infolge fehlerhafter, unausgewogener Nahrungsaufnahme die immunologische antioxidative Kapazität des Organismus signifikant reduziert. Zusätzlich belastet die fehlende Eigensynthese verschiedener Vitalstoffe den menschlichen Organismus. Deshalb müssen besonders: Lutein und Zeaxanthin hochdosiert täglich zugeführt werden. Wenn Lutein im Organismus ausreichend vorhanden ist, wird Zeaxanthin synthetisiert.

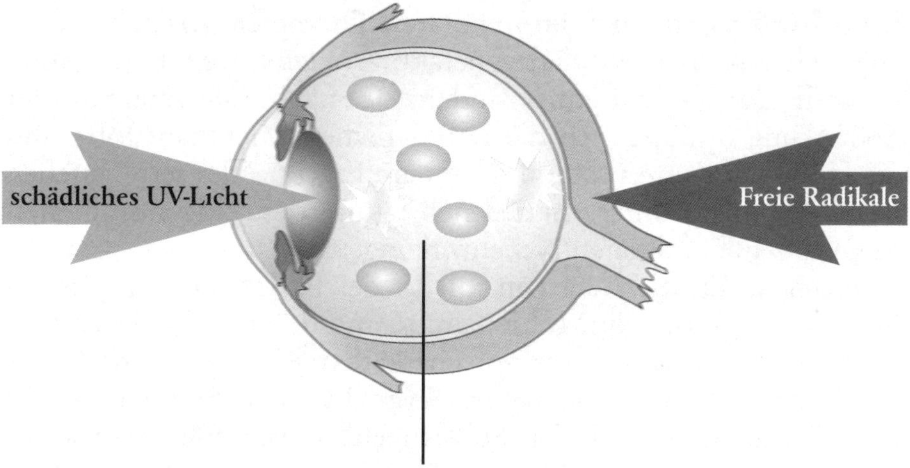

Radikalfänger wie zum Beispiel Lutein, Zeaxanthien, Lycopin und Omega-3-Fettsäuren schützen die Photorezeptoren der Macula vor schädlichen Einflüssen des UV-Lichtes und den Freien Radikalen.

Die wichtigsten Fettsäuren in den Photorezeptoren sind Eicosapentaensäure (EPA) und Docosahexaensäure (DHA), Untergruppen der Omega-3-Fettsäure. Zur Aufrechterhaltung des Sehvermögens müssen diese dem Organismus in ausreichend hoher Konzentration täglich zugeführt werden.Insbesondere dann, wenn, wie zum Beispiel die ARED-Studie, den Nachweis erbracht hat, dass Lutein, Vitamin C und andere eine signifikante Schutzfunktion der Macula ermöglicht, häufen sich seit neuester Zeit in den ophthamologischen Fachzeitschriften immer wieder die Empfehlungen, Micronährstoffe als Nahrungsergänzungsmittel bei den verschiedensten Erkrankungen des Auges als sinnvolle begleitende Therapie einzunehmen.

Um jedoch einen optimalen Schutz zum Beispiel der Macula zu gewährleisten, sind bezüglich meiner langjährigen Erfahrungen die dort empfohlenen Konzentrationen viel zu gering. Dies trifft insbesondere zu, wenn infolge medikamentöser Nebenwirkungen bereits eine Belastung des Sehorgans eingetreten ist.

Behandlung der Maculadegeneration mit meinem Mitochondrialen- Orthomolekularen Therapiekonzept

Zur Therapie der Maculadegeneration sollten folgende Vitalstoffe generell Berücksichtigung finden: Je nach Schweregrad der Erkrankung ordiniere ich die erforderlichen Micronährstoffe und die Höhe der Konzentration nach dem Ergebnis des serologischen Befundes und unter Berücksichtigung der eingenommenen Medikamente und deren Nebenwirkungen.

Eine neue Entwicklung von mir ist der Basis-Komplex. Hierbei handelt es sich um ein Multivitamin/Aminosäuren-Kombinationsprodukt, das individuell - entsprechend dem jeweiligen Bedarf - mit kombinierbaren Monopräparaten ergänzt werden sollte, um somit das Wirkungspotential der Substanzen in sinnvoller Weise zu optimieren.

Beim studieren der Therapiepläne kann die Frage entstehen: Müssen jeden Tag so viele Pillen eingenommen werden? Wer glaubt, auch mit geringen Konzentrationen gesundheitliche Verbesserungen zu erzielen, der irrt. Erst wenn das bioenergetische Defizit im Organismus deutlich reduziert oder ausgeglichen worden ist, kann mit einer Erhaltungsdosis die erreichte immunologische Stabilität aufrecht erhalten bleiben. Weil seitens der Behörden bei Nahrungsergänzungsmitteln nur geringe Einzelkonzentrationen zugelassen sind, kann nur mit einer Vielzahl von Kapseln der erhoffte therapeutische Effekt eintreten.

Die nachfolgenden Therapiepläne sind beispielhaft anzusehen. Sie dienen nicht als Anleitung zur Selbstmedikation und sollten ausschließlich unter ärztlicher Aufsicht und Anleitung vorgenommen werden.

Beispiel eines Voll-Therapieplans bei einem Patienten mit Maculadegeneration Micronährstoff-Composition nach Dr. med. Fahl					
	1. - 4. Woche	5. - 8. Woche	9. - 12. Woche	13. - 16. Woche	17. - 21. Woche
Morgens zum Frühstück					
chromatographiertes Q10 100 mg	1	1	1	1	1
retardiertes magensaftresistentes Vitamin C 250 mg	2	4	6	8	8
hefefreies Selen, gebunden an Spirulina platensis 30 µg	1	2	3	4	4
freies Lutein 9 mg	1	1	1	1	1
Sekundäre Pflanzenstoffe + OPC 100 mg	1	1	1	1	1
Basis-Komplex	1	1	1	2	2
L-Carnitin 500 mg	1	2	3	4	4
gereinigte Omega-3-FS 500 mg	2	3	3	4	4
Lycopin 5 mg	1	1	2	2	2
Orotat-Magnesium 200 mg	1	1	1	1	1
Mittags					
chromatographiertes Q10 100 mg	-	1	1	2	2
retardiertes magensaftresistentes Vitamin C 250 mg	2	4	6	8	8
hefefreies Selen, gebunden an Spirulina platensis 30 µg	1	2	3	4	4
freies Lutein 9 mg	1	1	2	2	2
Sekundäre Pflanzenstoffe + OPC 100 mg	1	1	1	1	1
Basis-Komplex	1	1	1	2	2
L-Carnitin 500 mg	1	2	3	4	4
gereinigte Omega-3-FS 500 mg	2	3	3	4	4
Lycopin 5 mg	1	1	2	2	2
Orotat-Magnesium 200 mg	1	1	1	1	1
Abends					
chromatographiertes Q10 100 mg	-	1	1	1	1
retardiertes magensaftresistentes Vitamin C 250 mg	2	4	6	8	8
hefefreies Selen, gebunden an Spirulina platensis 30 µg	1	2	3	4	4
freies Lutein 9 mg	1	1	1	1	1
Sekundäre Pflanzenstoffe + OPC 100 mg	1	1	1	1	1
Basis-Komplex	1	1	1	2	2
L-Carnitin 500 mg	1	1	1	1	1
gereinigte Omega-3-FS 500 mg	2	3	3	4	4
Lycopin 5 mg	1	1	2	2	2
Orotat-Magnesium 200 mg	1	1	1	1	1
zur Nacht					
retardiertes magensaftresistentes Vitamin C 250 mg	2	4	6	8	8
Sekundäre Pflanzenstoffe + OPC 100 mg	1	1	1	1	1

Die nachfolgenden Empfehlungen waren ein unentbehrlicher Bestandteil dieses Therapieplans zur Gesunderhaltung des Organismus.

- Die Kaliumzufuhr: Verzehr von 2 bis 4 Bananen pro Tag
- Jodid 150 bis 200 Microgramm mittags: als Prophylaxe einnehmen, wenn keine Schilddrüsenhormone bereits verordnet sind.
- Vitamin D3 (Vigantoletten 500 I. E.) mittags
- Calcium 3 bis 4 Mal täglich 250 Milligramm (zum Beispiel Calcipot). Bitte beachten Sie, dass Calcium und Magnesium nicht gleichzeitig eingenommen werden sollten. Andernfalls könnten sie sich - als Gegenspieler im Stoffwechsel - gegenseitig in ihrer Wirkung abschwächen. Deshalb empfehle ich, zwischen der Einnahme dieser Mineralien eine Pause von zirka einer Stunde einzuhalten. Bei einer zusätzlichen Supplementierung von Calcium kann der Organismus maximal nur 250 Milligramm verwerten. Deshalb wäre eine 3-malige Einnahme pro Tag sinnvoll. Die gleichzeitige Einnahme von Vitamin C fördert zusätzlich die Calciumresorption im Darm.
- Zinkorotat 25 Milligramm zur Nacht.
- Basenmischung nach Sander bestehend aus:

Natrium phosphoricum	10,0 Gramm,
Kalium bicarbonicum	10,0 Gramm,
Calcium carbonicum	100,0 Gramm,
Natrium bicarbonicum	80,0 Gramm.

  Bei Bedarf morgens und abends einen flach-gehäuften Teelöffel dieser Basenmischung in einem Glas mit lauwarmer Flüssigkeit auflösen und trinken.
- Probiotika + Prebiotika
  Ein gesundes Gleichgewicht im Darm kann unter anderem durch gesundheitsfördernde Lebensmittelzusätze, wie Prebiotika (Inulin - im Chicoreé enthalten - und Oligofruktose) und Probiotika (Lacotbacillus acidophilus,- casei, Bifidobacterien u. a.) erreicht werden. Diese ergänzen sich gegenseitig im Aufbau eines intakten Darmmilieus und sind hierdurch befähigt, die natürliche Immunabwehr zu regenerieren. Probiotische Bakterien sind in der Lage, das Darmmilieu anzusäuern, wodurch die Aufspaltung und Löslichkeit der Micronährstoffe und deren verbesserte

Resorption erreicht wird. Um die verschiedenen Micronährstoffe im Darmbereich optimal verwerten und resorbieren zu können, muss - auch aus immunologischer Sicht - eine gesunde Darmflora aufgebaut werden. Es empfiehlt sich, abends nach dem Essen eine Magermilch-Joghurt, die mit den Milchsäurebakterien Lactobacillus, -acidophilus, -bifidus und casei angereichert ist, unter Hinzugabe von einem Teelöffel Inulin (Prebiotikum) zu verzehren. Inulin ist als Pulver in Reformhäusern zu erwerben.

Mit dieser Micronährstoff-Composition und der zusätzlichen Ergänzung, wie umseitig beschrieben, konnte ich bei dem Patienten spürbare Visusverbesserungen erreichen. Besonders wichtig ist es, einen Co-Enzym Q10-Mangel in den Mitochondrien der Co-Enzym Q10-defizitären-Zellen - sei es im Blut oder im Gewebe - durch die zusätzliche Einnahme dieser chromatographierten Substanz zu vermindern. Hierdurch verbessert sich der bioenergetische Zustand der Zellen. Co-Enzym Q10 wirkt als Radikalfänger zellproduktiv und stabilisiert die Funktionsfähigkeit aller Zellen, somit auch der Sinneszellen in der Macula. Dies führt zum Erhalt des Sehvermögens, wenn gleichzeitig spezielle Micronährstoffe, wie oben angegeben, in hoher Dosierung täglich kontinuierlich zugeführt werden. Aber auch die sekundären Pflanzenstoffe + OPC sorgen für eine optimale Funktion einer uneingeschränkten Microzirkulation seitens der Kapillaren, deren Gefäßstruktur durch Freie Radikale fortwährend angegriffen und beschädigt wird.

Durchblutungsstörungen infolge Gefäßsklerose werden durch Orotat-Magnesium vermindert, weil es gefäßerweiternd und auf die Gefäßwand stabilisierend wirkt. Die Kapillaren des sensorischen Bereiches der Netzhaut sind besonders anfällig auf Schwankungen der Blutzirkulation und benötigen deshalb ein ausreichendes Angebot von Orotat-Magnesium. Die Orotsäure stimuliert die intrazelluläre ATP-Synthese. Hierdurch wird eine bessere Bioverfügbarkeit des Magnesiums erreicht und der erforderliche Transport in die Zellen beschleunigt. Zelluläre und enzymatische Mangelzustände werden nur durch eine genügende tägliche Zufuhr von Orotat-Magnesium verhindert.

Allerdings mache ich immer wieder die Erfahrung, dass einige Patienten die Behandlung nach erreichter Verbesserung plötzlich abbrechen. Sie verfallen dem Irrtum, genügend Substanzen eingenommen zu haben und diese nun nicht mehr zu benötigen, weil es ihnen spürbar besser geht. Die Kostenintensität ist ebenfalls ein Grund, diese Therapie vorzeitig zu beenden.

Diese in Deutschland entwickelten und produzierten Substanzen entsprechen dem deutschen Qualitätsbegriff und den daraus resultierenden Kosten. Die Wirkungsweise von Präparaten ist von deren Galenik, hohem Reinheitsgrad und der intestinalen Resorption abhängig, damit eine Applikation in hoher Konzentration zu ernährungsphysiologisch therapeutischen Zwecken möglich wird.

Beispiel: Prophylaktische Einnahme von Micronähstoffen zur Verhinderung einer Maculadegeneration Micronährstoff-Composition nach Dr. med. Fahl		
	1. + 2. Woche	ab der 3. Woche
Morgens zum Frühstück		
chromatographiertes Q10 100 mg	1	1
retardiertes magensaftresistentes Vitamin C 250 mg	1	2
freies Lutein 9 mg	1	1
Sekundäre Pflanzenstoffe + OPC 100 mg	1	1
Basis-Komplex	1	1
gereinigte Omega-3-FS 500 mg	1	1
Mittags		
retardiertes magensaftresistentes Vitamin C 250 mg	1	2
Basis-Komplex	1	1
gereinigte Omega-3-FS 500 mg	1	1
Abends		
retardiertes magensaftresistentes Vitamin C 250 mg	1	2
freies Lutein 9 mg	1	1
Sekundäre Pflanzenstoffe + OPC 100 mg	1	1
Basis-Komplex	1	1
gereinigte Omega-3-FS 500 mg	1	1
zur Nacht		
retardiertes magensaftresistentes Vitamin C 250 mg	1	2

Sauerstofftherapie

Hier möchte ich kurz auf die Anwendung der Sauerstoff-Therapien eingehen, die immer wieder den von einer Maculadegeneration Betroffenen empfohlen werden. Leider werden diese Anwendungen überwiegend ohne die vorherige erforderliche Substitution von speziellen Micronährstoffen durchgeführt. Infolge der vermehrten Sauerstoffpräsens entsteht ein explosionsartiger Anstieg von Freien Radikalen, weil zu deren Neutralisierung die erforderliche antioxidative Gegenwehr völlig unzureichend ist.

Cataract - Wodurch entsteht die Trübung der Augenlinse?

Die Linse ist transparent und besteht aus löslichen Proteinen und Wasser. Die Linsenstruktur unterliegt einer immensen Belastung durch Freie Radikale, wodurch ein beschleunigter Degenerationsprozess eingeleitet wird. Das Gewebe verhärtet sich, die optische Akkommodation vermindert sich und die fortschreitende Linsentrübung wird entsprechend eines bestehenden antioxidativen Mangels eingeleitet.

Der durch die Freien Radikale hervorgerufene oxidative Stress schaltet die enzymatischen Schutzmechanismen aus. Deshalb müssen die Bausteine des antioxidativen Abwehrsystems, wie: Selen, Zink, Vitamin C, Lutein Zeaxanthin Glutationperoxidase, Superoxiddismutase und Katalase dem Organismus ausreichend zur Verfügung stehen.

Eine tägliche hochdosierte Einnahme verschiedener Micronährstoffe hilft dem Auge, die Freien Radikale zu neutralisieren und mögliche Schäden zu verhindern. Die Linsentrübung etabliert sich zunehmend auch bei Menschen jüngeren Alters.

Die Ursachen hierfür sind: Intensive aggressive UV-Strahlen durch Ozonschäden, Solarium, Umweltverschmutzung, Stress, Rauchen und Stickoxide. Diese Belastungen fördern das Entstehen von Freien Radikalen, die wiederum die Linsenproteine angreifen.

Aber auch Stoffwechselerkrankungen, besonders Diabetes mellitus, fördern vorzeitig den grauen Star.

Durch oxidativen und osmotischen Stress wird eine fehlerhafte Glykosylierung hervorgerufen. Diese führt zur pathologischen Vernetzung von Linseneiweiß und schließlich zur Linsentrübung. Wird jedoch, wie heutige wissenschaftliche Studien bestätigen, der Organismus mit Antioxidantien in hoher Konzentration kontinuierlich angereichert, kann die Häufigkeit des grauen Stars um 80 Prozent verringert werden.

Die Entstehung der Cataract (grauer Star) ist auf mangelhafte Versorgung spezieller Micronährstoffe zurück zu führen. Werden diese kontinuierlich und rechtzeitig in ausreichender Menge zugeführt, kommt es zu einem Stillstand der Linsentrübung und sogar zur Remission.

Cataract-Operation

Die heutzutage am häufigsten durchgeführte ambulante Operation, ist die Cataract-OP. Sie wird viel zu früh und zu häufig durchgeführt. Wenn Micronährstoffe in der Prophylaxe gezielt Berücksichtigung finden würden, könnte diese OP auf ein notwendiges Minimum reduziert werden. Besonders im Hinblick auf neueste Publikationen, wonach in zirka 5 Jahre nach einer Cataract-OP die progressive Entstehung einer Maculadegeneration die Folge sein kann, muss ich jedem Patienten abraten, sich verfrüht operieren zu lassen.

Die Operation läuft einem nicht weg, auch wenn man unter dem Einfluss eines dominierenden Operateurs verunsichert wird. Patienten meiner Praxis, die meinem Mitochondrialen-Orthomolekularen Therapiekonzept Folge leisten, stellen einen Stillstand in der Zunahme der Linsentrübung fest. Die keineswegs risiko-freie Cataract-Operation wird überflüssig oder zumindest um Jahre verschoben.

Unerwartete tragische postoperative Probleme führen auch heute noch zu den häufigsten Komplikationen nach einer Cataract-OP. Jeder operativer Eingriff, sei er auch noch so klein, birgt für den Patienten ein unvorhersehbares Risiko. Auch wenn die Operation perfekt verläuft, können nach Wochen, Monaten oder auch erst nach Jahren postoperative Probleme auftreten, wie zum Beispiel Nachstarbildung (verbliebene Linsenzellen) wachsen zu einem neuen, das Sehvermögen behindernden Gewebe zusammen und müssen mittels YAG-Lasers therapiert werden. Ferner drohen Iridocyclitis, Glaskörpereinblutung, Amotio retinae (Netzhaut-Ablösung), Aphakie-Glaucom und im schlimmsten Fall die Enukleation des Auges wegen therapieresistenter Krankheitserreger, die während oder nach der Augen-OP in den Bulbus eingedrungen sind.

Vergessen Sie nicht die Skandale bezüglich schlechten Materials der Intra-Ocularen-Ersatzlinse: Wegen Unverträglichkeit mussten viele Linsen wieder entfernt werden, dass heißt, schon wieder ein risikobehafteter operativer Eingriff zu Lasten des Patienten. Meine Empfehlung lautet:

Durch eine rechtzeitige gezielte Einnahme von Micronährstoffe kann eine Cataract-Operation vermieden werden.

Beispiel-Therapieplan bei einem Patienten mit Cataract Micronährstoff-Composition nach Dr. med. Fahl					
	1. - 4. Woche	5. - 8. Woche	9. - 12. Woche	13. - 16. Woche	17. - 21. Woche
Morgens zum Frühstück					
chromatographiertes Q10 100 mg	1	1	1	1	1
retardiertes magensaftresistentes Vitamin C 250 mg	1	2	3	4	6
hefefreies Selen, gebunden an Spirulina platensis 30 µg	1	2	3	3	3
freies Lutein 9 mg	1	1	1	1	1
Sekundäre Pflanzenstoffe + OPC 100 mg	1	1	1	1	1
Basis-Komplex	1	1	1	1	1
gereinigte Omega-3-FS 500 mg	2	2	2	2	2
Lycopin 5 mg	2	2	2	2	2
Orotat-Magnesium 200 mg	1	1	1	1	1
Mittags					
chromatographiertes Q10 100 mg	-	-	1	1	1
retardiertes magensaftresistentes Vitamin C 250 mg	1	2	3	4	6
hefefreies Selen, gebunden an Spirulina platensis 30 µg	1	2	3	3	3
freies Lutein 9 mg	1	1	1	1	1
Sekundäre Pflanzenstoffe + OPC 100 mg	1	1	1	1	1
Basis-Komplex	1	1	1	1	1
gereinigte Omega-3-FS 500 mg	2	2	2	2	2
Lycopin 5 mg	2	2	2	2	2
Abends					
chromatographiertes Q10 100 mg	-	1	1	1	1
retardiertes magensaftresistentes Vitamin C 250 mg	1	2	3	4	6
hefefreies Selen, gebunden an Spirulina platensis 30 µg	1	2	3	3	3
freies Lutein 9 mg	1	1	1	1	1
Sekundäre Pflanzenstoffe + OPC 100 mg	1	1	1	1	1
Basis-Komplex	1	1	1	1	1
gereinigte Omega-3-FS 500 mg	2	2	2	2	2
Lycopin 5 mg	2	2	2	2	2
Orotat-Magnesium 200 mg	1	1	1	1	1
zur Nacht					
retardiertes magensaftresistentes Vitamin C 250 mg	1	2	3	4	6

Glaucom

Das Glaucom ist eine ernst zu nehmende Augenerkrankung, weil Symptome häufig erst im fortgeschrittenen Stadium vom Patienten bemerkt werden. Durch eine späte Diagnostik besteht die Gefahr von irreparablen glaucomtypischen Gesichtsfeldausfällen, die bei 20 Prozent der Patienten zu einer Erblindung führen.

Erhöhte Augeninnendruckwerte müssen therapiert werden, um eine schleichende Erblindung - infolge der Kompression auf die äußerst druckempfindlichen Photorezeptoren (Sehzellen) in der Macula - zu verhindern, weil diese, wie alle sensiblen Nervenzellen, nach ihrem Untergang weder regeneriert noch ersetzt werden können. Es gibt verschiedene Formen des Glaucoms, so wie es auch verschiedene Möglichkeiten der Behandlung gibt. Die gängigsten konventionellen Medikamente zur Reduktion des Augeninnendrucks sind Betarezeptorenblocker und Calcium-Antagonisten, die eine Vielzahl von Nebenwirkungen bis hin zu Todesfällen verursachen können.

Es gibt aber auch eine nebenwirkungsfreie Therapie des Glaucoms mit Vitamin C und sekundären Pflanzenstoffen + OPC. In Studien an Patienten konnten deutliche Senkungen des intraokularen Druckes nachgewiesen werden, wenn eine ausreichende Sättigung des Gewebes mit Vitamin C erfolgt war und weiter aufrecht erhalten bleibt.

Vitamin C ist in der wässrigen Flüssigkeit des Auges nicht ohne Grund um das 25-fache höher konzentriert als im Blutplasma. Es wird vermutet, dass durch eine paradoxe Histaminausschüttung - im Sinne einer örtlich begrenzten Allergie - das empfindliche Trabekelwerk des so genannten Schlemm'schen Kanals anschwillt und damit den natürlichen Abfluss des inneren Augenwassers behindert. Dies führt zum Anstieg des Augeninnendrucks. Bei einer täglichen durchschnittlichen Tagesdosis von zirka 10 Gramm Vitamin C kann in den meisten Fällen der Augeninnendruck ohne Nebenwirkungen zufriedenstellend und dauerhaft gesenkt werden.

Meine langjährigen Praxiserfahrungen haben gezeigt, dass nur eine hoch dosierte langfristige Substitution aller erforderlichen Micronährstoffe in der Lage ist, paradoxe, pathologische

Entgleisungen des Immunsystems wieder rückgängig zu machen. In allen Körperzellen, also auch in den sensorischen, ist zur Energieproduktion besonders das Co-Enzym Q10 unumgänglich. Co-Enzym Q10 wirkt als Radikalfänger zellproduktiv, stabilisiert somit die Funktionsfähigkeit aller Zellmembranen und ist ein unersetzliches Co-Enzym zur Energiegewinnung in der Atmungskette der Mitochondrien. Dies führt zu einer nachhaltigen Stabilisierung der immunologischen Abwehr und des Allgemeinbefindens, wenn gleichzeitig spezielle andere Micronährstoffe insbesondere sekundäre Pflanzenstoffe in hoher Dosierung täglich zugeführt werden.

Aus Sicht des Orthomolekularmediziners empfehle ich zur Erhaltung der Sehkraft die tägliche Einnahme spezieller hochdosierter Micronährstoffe, insbesondere auch bei der Behandlung des Glaucoms.

Beispiel-Therapieplan bei einem Patienten mit Glaucom Micronährstoff-Composition nach Dr. med. Fahl					
	1. - 4. Woche	5. - 8. Woche	9. - 12. Woche	13. - 16. Woche	17. - 21. Woche
Morgens zum Frühstück					
chromatographiertes Q10 100 mg	1	1	2	2	2
retardiertes magensaftresistentes Vitamin C 250 mg	2	4	6	8	14
hefefreies Selen, gebunden an Spirulina platensis 30 µg	2	2	2	2	2
freies Lutein 9 mg	1	2	2	2	2
Sekundäre Pflanzenstoffe + OPC 100 mg	1	1	2	2	2
Basis-Komplex	1	1	1	1	1
gereinigte Omega-3-FS 500 mg	2	2	2	2	2
Lycopin 5 mg	1	1	1	1	1
Orotat-Magnesium 200 mg	1	1	1	1	1
Mittags					
chromatographiertes Q10 100 mg	-	-	1	1	1
retardiertes magensaftresistentes Vitamin C 250 mg	2	4	6	8	14
hefefreies Selen, gebunden an Spirulina platensis 30 µg	2	2	2	2	2
freies Lutein 9 mg	1	1	1	1	1
Sekundäre Pflanzenstoffe + OPC 100 mg	1	1	1	1	1
Basis-Komplex	1	1	1	1	1
gereinigte Omega-3-FS 500 mg	2	2	2	2	2
Lycopin 5 mg	1	1	1	1	1
Abends					
chromatographiertes Q10 100 mg	-	1	1	1	1
retardiertes magensaftresistentes Vitamin C 250 mg	2	4	6	8	14
hefefreies Selen, gebunden an Spirulina platensis 30 µg	2	2	2	2	2
freies Lutein 9 mg	1	1	1	1	1
Sekundäre Pflanzenstoffe + OPC 100 mg	1	1	1	1	1
Basis-Komplex	1	1	1	1	1
gereinigte Omega-3-FS 500 mg	2	2	2	2	2
Lycopin 5 mg	1	1	1	1	1
Orotat-Magnesium 200 mg	1	1	1	1	1
zur Nacht					
retardiertes magensaftresistentes Vitamin C 250 mg	2	4	4	4	4
Sekundäre Pflanzenstoffe + OPC 100 mg	1	1	1	1	1
Lycopin 5 mg	1	1	1	1	1

Retinopathia diabetica

Sind Micronährstoffe bei Diabetes mellitus sinnvoll?
Können Spätschäden vermindert oder gar verhindert werden?
Ist eine Prävention möglich?

Bei Diabetikern, die mein Mitochondriales-Orthomolekulares Therapiekonzept befolgen, werden Gefäß-Proliferationen verhindert, die leider häufig von retinalen Blutungen begleitet sind.

Der Blutzuckerspiegel kann gesenkt und der Insulinbedarf vermindert werden, wenn Vitamin C täglich in hoher Substitution von 3000 bis 8000 Milligramm eingenommen wird.

Forschungsergebnisse weisen darauf hin, dass Freie Radikale bei vielen Krankheiten, so auch bei Diabetes mellitus und seinen Spätschäden, eine wichtige Schlüsselrolle spielen. Diese gefürchteten degenerativen Veränderungen sind teilweise auf oxidativen Stress und auf eine verminderte antioxidative Kapazität des Organismus zurückzuführen.

Die Praxis zeigt, dass Behandlungen des Diabetes durch Diät, orale Antidiabetika oder sogar Insulin häufig nicht ausreichen, Folgeschäden zu verhindern. Hohe Blutzuckerspiegel führen zu einer Überladung der Zellwandpumpen mit Zuckermolekülen und gleichzeitig zu einer Verdrängung der Vitamin C-Moleküle. Bei Diabetikern hat diese Molekülverwechselung gravierende Folgen. Es kommt zu einer Zuckeransammlung in den Blutgefäßwänden, speziell in den Endothelzellen - dem inneren Epithel - der Blutgefäße. Dies führt zu einer vermehrten Bildung von Freien Radikalen, deren Aggressivität Schäden an den Zellstrukturen von Augen, Herz, Nieren, Nerven und den unteren Gliedmaßen verursacht.

Klinische Studien zeigen, dass Vitamin C den Blutzuckerspiegel senkt und somit den Insulinbedarf vermindert.

Ein Mangel an Vitamin C führt unter anderem zu krankhaften Verdickungen der Gefäßwände. Dies erklärt die häufigen Gefäßkomplikationen in verschiedenen Organen, besonders jedoch in den Augen. Pathologische Glykosylierungsprodukte bilden in den Augen Verdickungen des Endothels der Retina-Kapillaren - Einengungen und Rupturen der Gefäße - begleitet von paradoxen pathogenen Gefäßneubildungen (sinnlose Proliferationen). Diese Durchblutungsstörungen führen zu der gefürchteten diabetischen Retinopathie. Die heute gängige Behandlung dieser Läsionen und degenerativen Netzhautareale mittels Argon-Lasers kann die schleichende kontinuierlich fortschreitende Erblindung jedoch nicht verhindern.

Bei Diabetikern liegt oft eine deutliche, serologisch nachweisbare Minderversorgung wichtiger Micronährstoffe vor. Dieser Mangel führt auf Dauer zu tief greifenden Störungen des Vitamin- und Mineralhaushaltes. Das Krankheitsbild verschlechtert sich zusehends. Durch die Forschungsergebnisse von Prof. Linus Pauling, dem geistigen Vater der Orthomolekularen Medizin und den heutigen ernährungsphysiologischen Erkenntnissen, besteht die Möglichkeit, die Ursache dieser metabolischen Erkrankung mit Micronährstoffen zu therapieren.

Um die kontinuierliche Verschlechterungen des Gesundheitszustandes und insbesondere des ophthalmologischen Befundes eines Diabetikers zu verhindern, empfehle ich, möglichst frühzeitig mit der Einnahme von Micronährstoffen in geeigneter Dosierung zu beginnen. Eigene jahrelange Beobachtungen an einer Vielzahl von Patienten bestätigen den sinnvollen Einsatz von hochdosierten Vitalstoffen.

Beispiel-Therapieplan bei einem Patienten mit Retinopathia diabetica Micronährstoff-Composition nach Dr. med. Fahl					
	1. - 4. Woche	5. - 8. Woche	9. - 12. Woche	13. - 16. Woche	17. - 21. Woche
Morgens zum Frühstück					
chromatographiertes Q10 100 mg	1	1	1	2	2
retardiertes magensaftresistentes Vitamin C 250 mg	1	3	6	8	8
hefefreies Selen, gebunden an Spirulina platensis 30 µg	2	2	2	2	2
freies Lutein 9 mg	1	1	1	1	1
Sekundäre Pflanzenstoffe + OPC 100 mg	1	1	2	2	2
Basis-Komplex	1	1	1	1	1
L-Carnitin 500 mg	1	2	3	3	3
gereinigte Omega-3-FS 500 mg	2	3	3	3	3
Lycopin 5 mg	2	2	2	2	2
Orotat-Magnesium 200 mg	1	1	1	1	1
Mittags					
chromatographiertes Q10 100 mg	-	-	1	1	2
retardiertes magensaftresistentes Vitamin C 250 mg	1	3	6	8	8
hefefreies Selen, gebunden an Spirulina platensis 30 µg	2	2	2	2	2
freies Lutein 9 mg	1	1	1	1	1
Sekundäre Pflanzenstoffe + OPC 100 mg	1	1	1	1	1
Basis-Komplex	1	1	1	1	1
L-Carnitin 500 mg	-	1	1	1	1
gereinigte Omega-3-FS 500 mg	2	3	3	3	3
Lycopin 5 mg	2	2	2	2	2
Orotat-Magnesium 200 mg	1	1	1	1	1
Abends					
chromatographiertes Q10 100 mg	-	1	1	1	1
retardiertes magensaftresistentes Vitamin C 250 mg	1	3	6	8	8
hefefreies Selen, gebunden an Spirulina platensis 30 µg	2	2	2	2	2
freies Lutein 9 mg	1	1	1	1	1
Sekundäre Pflanzenstoffe + OPC 100 mg	1	1	1	1	1
Basis-Komplex	1	1	1	1	1
L-Carnitin 500 mg	1	1	1	1	1
gereinigte Omega-3-FS 500 mg	2	3	3	3	3
Lycopin 5 mg	2	2	2	2	2
Orotat-Magnesium 200 mg	1	1	1	1	1
zur Nacht					
retardiertes magensaftresistentes Vitamin C 250 mg	1	3	6	8	8
Sekundäre Pflanzenstoffe + OPC 100 mg	1	1	1	1	1
Basis-Komplex	1	1	1	1	1
Orotat-Magnesium 200 mg	1	1	1	1	1

Hornhautdystrophien

Unzureichende Versorgung der Augen mit Micronährstoffen führt bei dafür prädestinierten Patienten zu einem Sicca-Syndrom, das schlimmstenfalls auch zu Hornhautepithel-Veränderungen führen kann, mit Narbenbildung und Visuseinschränkungen. Zusätzlich belastend für das Sehorgan sind lange Arbeiten am

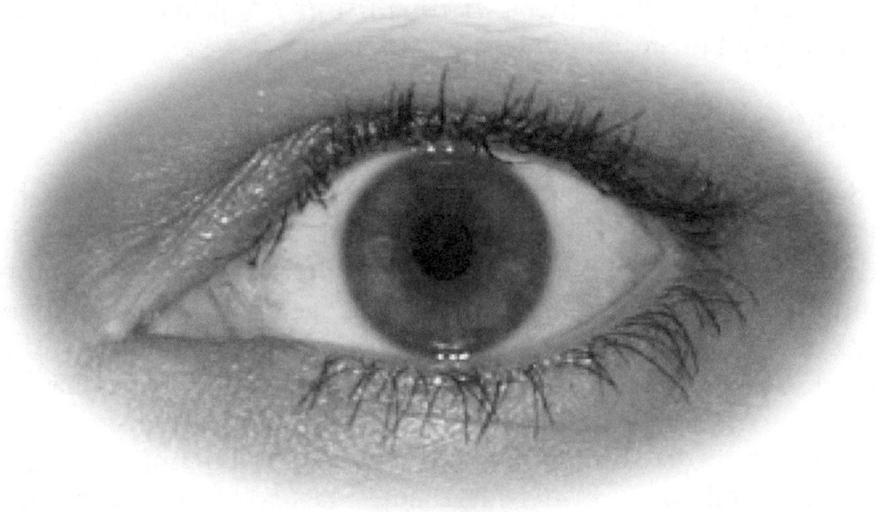

Computer oder Fernsehen und Lesen bei schlechten Lichtverhältnissen. Aber auch Schreiben auf sehr hellem Papier, besonders in hellen, blendenden Räumen mit grellem Licht, wie es in den meisten Großraumbüros anzutreffen ist, kann zu Augenproblemen führen. Die Beschwerden werden deshalb verursacht, weil bei den erwähnten Tätigkeiten sehr viele Retinol-Moleküle im Auge verbraucht werden. Das Retinol-Molekül verändert bei jedem Lichteinfall seine Form, es wird ein Nervenimpuls ausgelöst, der weiter an das Gehirn geleitet wird. Durch diesen Vorgang wird das Retinol-Molekül aufgebrochen. Die Pigment-Moleküle der Netzhaut werden durch jeden Lichtstrahl, der das Auge trifft, verbraucht. Zu deren Regeneration wird ständig Vitamin A benötigt, besonders bei Dämmerlicht und sehr hellem Licht. Ebenso sind die Carotinoide, wie Lutein, Zeaxantin und

Lycopin für das gesunde Auge von größter Bedeutung. Schon der geringste Mangel verursacht spürbare Sehbeschwerden.

Sicca Syndrom

Oder auch das „trockene Auge" benötigt zur optimalen Funktion der Sekret produzierenden Drüsen in den Lidern eine ständige Präsenz von Micronährstoffen im Organismus. Meine Patienten behandele ich mit einer Micronährstoff-Kombination, sowie Vitamin C, Lutein und Omega-3-Fettsäuren.

Eingeschränktes Dämmerungssehen

Schlechtes Sehen in der Dämmerung oder bei Nacht ist ebenfalls die Folge von unzureichender Versorgung der Augen mit Micronährstoffen. Unsere sensorischen Organe für den Seh-Hör- und Riechvorgang benötigen zur lebenslangen optimalen Funktion eine uneingeschränkte Durchblutung seitens der Kapillaren, die leicht durch Freie Radikale in ihrer Gefäßstruktur beschädigt werden. Anthocyanidine fördern durch ihren stabilisierenden Einfluss auf die Blutgefäßwände die Microdurchblutung der feinsten Strukturen in der Netzhaut (Macula), dem Gehör- und Gleichgewichtsorgan usw. Meine Patienten behandele ich mit einer Micronährstoff-Kombination, sowie Vitamin C, Lutein, Lycopin und Omega-3-Fettsäuren.

ANDERE ERKRANKUNGEN

Allergie

Zu geringe Konzentrationen von Vitamin C im Blutplasma sind ein deutlicher Hinweis auf eine manifestierte Allergiebereitschaft. Die Neigung zu Allergien führt auf eine vermehrte Freisetzung von Histaminmolekülen zurück. Eine Allergie entsteht, wenn körperfremde, aber eigentlich unschädliche Stoffe mit dem menschlichen Körper in Berührung kommen und eine annormale Reaktion des Immunsystems hervorrufen. Das Abwehrsystem stuft fälschlicherweise diese harmlosen Fremdmoleküle als schädlich ein und reagiert mit einer vermehrten Ausschüttung von Histaminmolekülen. 1980 konnte eine Studie von Clementson nachweisen, dass ein direkter Zusammenhang zwischen Vitamin C-Mangel und erhöhter Histaminausschüttung besteht. Vitamin C führt zu einer Reduktion des Histamingehaltes im Blut und ist somit eine wirkungsvolle Substanz in der Therapie von Allergien. Starke, besonders chemische Luftverschmutzung erhöht die Bereitschaft zu Allergien, weil das körpereigene Immunsystem bei empfindlichen Menschen überfordert wird. Aber auch Kosmetika, Medikamente, Staub, Pollen, Reinigungsmittel und vorbehandelte Nahrung können eine verstärkte Allergiebereitschaft hervorrufen.

Allergiker benötigen extrem hohe Dosierungen von Vitamin C, die je nach Bedarf zwischen 3 bis 10 Gramm täglich liegen können. Hier möchte ich nochmals darauf hinweisen, dass besonders bei hohen Konzentrationen von Vitamin C nur magensaftresistente und retardierte Kapseln eingenommen werden sollten. Vitamin C in nicht magensaftresistenter Form führt wegen der Fruchtsäure zu Reizung und Beschädigung der Magenschleimhaut. Hiervon sind viele Patienten betroffen. Dann wird fälschlicherweise behauptet, sie würden auf Vitamin C allergisch reagieren.

Beispiel-Therapieplan bei einem Patienten mit Allergie Micronährstoff-Composition nach Dr. med. Fahl				
	1. - 4. Woche	5. - 8. Woche	9. - 12. Woche	13. - 16. Woche
Morgens zum Frühstück				
chromatographiertes Q10 100 mg	1	1	1	2
retardiertes magensaftresistentes Vitamin C 250 mg	2	4	8	12
hefefreies Selen, gebunden an Spirulina platensis 30 µg	2	3	4	4
freies Lutein 9 mg	1	1	1	1
Sekundäre Pflanzenstoffe + OPC 100 mg	1	1	1	1
Basis-Komplex	1	1	1	1
L-Carnitin 500 mg	1	2	2	2
gereinigte Omega-3-FS 500 mg	2	3	3	3
Lycopin 5 mg	1	1	1	1
Orotat-Magnesium 200 mg	1	1	1	1
Mittags				
chromatographiertes Q10 100 mg	-	-	1	1
retardiertes magensaftresistentes Vitamin C 250 mg	2	4	8	12
hefefreies Selen, gebunden an Spirulina platensis 30 µg	2	3	4	4
freies Lutein 9 mg	1	1	1	1
Sekundäre Pflanzenstoffe + OPC 100 mg	1	1	1	1
Basis-Komplex	1	1	1	1
L-Carnitin 500 mg	-	-	1	1
gereinigte Omega-3-FS 500 mg	2	3	3	3
Lycopin 5 mg	1	1	1	1
Orotat-Magnesium 200 mg	1	1	1	1
Abends				
chromatographiertes Q10 100 mg	-	1	1	1
retardiertes magensaftresistentes Vitamin C 250 mg	2	4	8	12
hefefreies Selen, gebunden an Spirulina platensis 30 µg	2	3	4	4
freies Lutein 9 mg	1	1	1	1
Sekundäre Pflanzenstoffe + OPC 100 mg	1	1	1	1
Basis-Komplex	1	1	1	1
L-Carnitin 500 mg	-	1	1	1
gereinigte Omega-3-FS 500 mg	2	3	3	3
Lycopin 5 mg	1	1	1	1
Orotat-Magnesium 200 mg	1	1	1	1
zur Nacht				
retardiertes magensaftresistentes Vitamin C 250 mg	2	4	8	12
Orotat-Magnesium 200 mg	1	1	1	1

Arteriosklerose

Die Ursache von Arteriosklerose ist ein anhaltender Vitamin C Mangel. Diese hat gravierende negative Auswirkungen auf das schützende Kollagen der Blutgefäße. Zwischen niedrigen Vitamin C-Konzentrationen und Bluthochdruck gibt es einen zwingenden Zusammenhang.

Vitamin C wirkt nicht nur blutdrucksenkend - aber nur bis zum idealen Normwert und nicht tiefer - sondern hat außer seiner Gefäß stabilisierenden Eigenschaft auch eine ausgeprägte anti-thrombotische Wirkung und beeinflusst positiv das Gerinnungssystem. Die körpereigene Wirkung von Prostacyclin wird erhöht und die Thrombozyten-Aggregation verringert sich. Ebenso wird die fibrinolytische Aktivität (Auflösung kleiner Blutgerinnsel) gesteigert und Fibrinogen wird gesenkt. Fibrinogen begünstigt thrombotische Ablagerungen in den Blutgefäßen. Je höher die Konzentration von Vitamin C im Blutplasma ist, umso niedriger sind die gerinnungsfördernden Faktoren.

Arthrose

Die Entstehung von Arthrose hat vielfältige Ursachen, wie zum Beispiel genetische Disposition, entzündliche Prozesse, Verletzungen, Fehlbelastungen zum Beispiel durch Adipositas, Stoffwechselstörungen wie Hyperurikämie, Hyperthyreose und Osteoporose. Bei Proteinsynthesestörungen, die genetisch bedingt sind, ist die Ausbildung einer Arthrose mit vermehrtem Einbau von Cystein anstelle von Arginin verbunden. Eine ausreichende, tägliche Bewegung ohne Überlastung steigert gleichzeitig die Muskelkraft und somit auch den Gelenkschutz. Zusätzlich unverzichtbar ist eine ausreichende Zufuhr von Calcium (Joghurt, Käse, Milch), Vitamin C, E, sekundären Pflanzenstoffen + OPC, Orotat-Magnesium, Carnitin, Lysin, Prolin, Selen und der Vitamin B- Komplex. Hierdurch wird langfristig eine Linderung der Beschwerden und eine Stabilisierung des Bewegungsapparates erreicht und aufrechterhalten. Ein Ungleichgewicht im Fettsäure-Profil und gleichzeitiger Mangel verschiedener Micronährstoffe verursachen durch die unzureichende Synthese der erforderlichen Omega-3-Fettsäure eine Aktivierung von Leukotrien B4, wodurch entzündliche Prozesse potenziert werden. Omega-3-Fettsäuren führen bei degenerativen Gelenkerkrankungen zu einer deutlichen Verminderung der Beschwerden, so dass Medikamente und deren schädliche Nebenwirkungen signifikant reduziert werden können. Die Quotienten der gesättigten- und ungesättigten Fettsäuren müssen immer in einem harmonischen Verhältnis zueinander stehen, um die Stoffwechselfunktionen zu optimieren. Die Omega-3-Fettsäuren müssen mindestens fünf Mal so hoch konzentriert wie Omega-6-Fettsäuren sein.

Beispiel-Therapieplan bei einem Patienten mit Arthrose Micronährstoff-Composition nach Dr. med. Fahl			
	1. - 2. Woche	3. - 4. Woche	ab 5. Woche
Morgens zum Frühstück			
chromatographiertes Q10 100 mg	1	1	1
retardiertes magensaftresistentes Vitamin C 250 mg	4	6	8
hefefreies Selen, gebunden an Spirulina platensis 30 µg	2	2	2
freies Lutein 9 mg	1	1	1
Sekundäre Pflanzenstoffe + OPC 100 mg	1	1	1
Basis-Komplex	1	1	1
L-Carnitin 500 mg	1	1	1
gereinigte Omega-3-FS 500 mg	2	3	4
Lycopin 5 mg	1	1	1
Orotat-Magnesium 200 mg	1	1	1
Mittags			
chromatographiertes Q10 100 mg	-	-	1
retardiertes magensaftresistentes Vitamin C 250 mg	4	6	8
hefefreies Selen, gebunden an Spirulina platensis 30 µg	2	2	2
freies Lutein 9 mg	1	1	1
Sekundäre Pflanzenstoffe + OPC 100 mg	1	1	1
Basis-Komplex	1	1	1
L-Carnitin 500 mg	-	1	1
gereinigte Omega-3-FS 500 mg	2	3	4
Lycopin 5 mg	1	1	1
Abends			
chromatographiertes Q10 100 mg	-	1	1
retardiertes magensaftresistentes Vitamin C 250 mg	4	6	8
hefefreies Selen, gebunden an Spirulina platensis 30 µg	2	2	2
freies Lutein 9 mg	1	1	1
Sekundäre Pflanzenstoffe + OPC 100 mg	1	1	1
Basis-Komplex	1	1	1
L-Carnitin 500 mg	1	1	1
gereinigte Omega-3-FS 500 mg	2	3	4
Lycopin 5 mg	1	1	1
Orotat-Magnesium 200 mg	1	1	1
zur Nacht			
retardiertes magensaftresistentes Vitamin C 250 mg	4	6	8
gereinigte Omega-3-FS 500 mg	2	3	4

Leber

Die Leber ist für unseren Stoffwechsel das wichtigste Organ. Sie entgiftet den Körper, reguliert den Hormon- und Nahrungsstoffwechsel, bildet das Gallensekret und die Gerinnungsfaktoren. Sie speichert Vitamine und Glykogen und setzt es frei, um den Blutzuckerspiegel bei Bedarf zu neutralisieren. Ebenso werden in der Leber Enzyme, Proteine, Vitamin A und Cholesterin synthetisiert. Eine Erkrankung dieses wichtigen Organs hat schwerwiegende Konsequenzen für den gesamten Organismus. Ein wichtiger Schutzfaktor der Leber ist Co-Enzym Q10, weil es die Entgiftungsprozesse in den Zellen unterstützt und schädliche Freie Radikale in den Zellmembranen neutralisiert.

Co-Enzym Q10 wird durch die Nahrung aufgenommen aber auch in der Leber synthetisiert. Bei eingeschränkter Leberfunktion, sei es durch Erkrankungen, Nebenwirkungen von Medikamenten (siehe mein Buch: „Vitalstoffe schenkten mir mein zweits Leben“) oder Genussgiften, können Schadstoffe nicht mehr neutralisiert oder entgiftet werden und belasten den ohnehin geschwächten Organismus zusätzlich mit Freien Radikalen.

Diese werden in ihrer aggressiven Potenz verstärkt, wenn vorwiegend industrialisierte Nahrungsmittel zusätzliche Defizite an lebenswichtigen ernährungsphysiologischen Vitalstoffen bewirken. Hierdurch wird das immunologische Abwehrsystem stark geschwächt. Eine größere Anfälligkeit für verschiedene Erkrankungen ist damit vorprogrammiert. Der für die Gesundheit des Organismus unersetzliche Entgiftungsvorgang im Leberparenchym wird durch hochdosierte Micronährstoffe aufrecht erhalten und gefördert.

Durch einen übermäßigen Verzehr von Genussgiften, wie zum Beispiel Alkohol, können besonders in der Leber und in den Blutgefäßen langfristig Zellschädigungen verursacht werden. Eine daraus resultierende Erhöhung der Transaminasen schränkt die unentbehrliche antioxidative Fähigkeit der Leberzellen gravierend ein. Die Droge Alkohol - aber auch verschiedene Medikamente - verbrauchen im Organismus bevorzugt folgende Micronähstoffe: Co-Enzym Q10, Magnesium, Folsäure, Vitamin A, B1, B2, B12, C,

Vitamin K, Zink, Biotin, Cholin, Niacin, Kalium und Orotsäure. Im Hinblick auf die ausgeprägte Stimulation bezüglich der hepatischen Entgiftungsleitung zählt die Orotsäure zu den effizienten Lebertherapeutika. Geschädigte Leberzellen werden durch die Zuführung von Orotat regeneriert. Deswegen wird die Orotsäure auch in der konservativen Medizin zur Behandlung von Leberparenchym-Erkrankungen eingesetzt.

Die lebenswichtigen Leberfunktionen sind generell auf eine kontinuierliche Bereitstellung aller Micronährstoffe angewiesen. Eine Mangelversorgung verschlechtert im besonderen Maße die Entgiftung und Syntheseleistung dieses unersetzlichen Organs.

Bedauerlicherweise wird oft übersehen, dass täglicher oxidativer Stress den energieliefernden Mitochondrien unwiederbringlichen Schaden zufügt. Dies führt zu einem Defizit hinsichtlich der benötigten mitochondrialen Energieleistung. Die Bereitschaft zur Energiebildung in den Mitochondrien vermindert sich zusehends. Mangels eines eigenen Reparatursystems sind sie nicht in der Lage, eingetretene Defekte zu regenerieren. Nur eine sehr hoch dosierte langfristige Supplementierung aller erforderlichen Micronährstoffe ist in der Lage, pathologische Entgleisung wieder rückgängig zu machen. Zur Regeneration der erkrankten Leberzellen sind erforderlich: Co-Enzym Q10, Carnitin, Orotat-Magnesium, Vitamin C, sekundäre Pflanzenstoffe + OPC, Carotinoide und Omega-3-Fettsäuren.

Beispiel-Therapieplan bei einem Patienten mit Lebererkrankung Micronährstoff-Composition nach Dr. med. Fahl					
	1. Woche	2. Woche	3. + 4. Woche	5. + 6. Woche	7. - 10. Woche
Morgens zum Frühstück					
chromatographiertes Q10 100 mg	1	1	2	2	2
retardiertes magensaftresistentes Vitamin C 250 mg	1	2	4	8	12
hefefreies Selen, gebunden an Spirulina platensis 30 µg	1	2	3	4	4
freies Lutein 9 mg	1	1	1	1	1
Sekundäre Pflanzenstoffe + OPC 100 mg	1	1	1	1	1
Basis-Komplex	1	2	2	2	2
L-Carnitin 500 mg	1	2	3	4	4
gereinigte Omega-3-FS 500 mg	1	2	3	3	5
Lycopin 5 mg	1	2	2	2	2
Orotat-Magnesium 200 mg	1	2	2	2	2
Mittags					
chromatographiertes Q10 100 mg	-	1	2	2	2
retardiertes magensaftresistentes Vitamin C 250 mg	1	2	4	8	12
hefefreies Selen, gebunden an Spirulina platensis 30 µg	1	2	3	4	4
freies Lutein 9 mg	1	1	1	1	1
Sekundäre Pflanzenstoffe + OPC 100 mg	1	1	1	1	1
Basis-Komplex	1	2	2	2	2
L-Carnitin 500 mg	1	2	3	4	4
gereinigte Omega-3-FS 500 mg	1	2	3	3	5
Lycopin 5 mg	1	2	2	2	2
Orotat-Magnesium 200 mg	1	1	1	1	1
Abends					
chromatographiertes Q10 100 mg	-	1	1	1	2
retardiertes magensaftresistentes Vitamin C 250 mg	1	2	4	8	12
hefefreies Selen, gebunden an Spirulina platensis 30 µg	1	2	3	4	4
freies Lutein 9 mg	1	1	1	1	1
Sekundäre Pflanzenstoffe + OPC 100 mg	1	1	1	1	1
Basis-Komplex	1	2	2	2	2
L-Carnitin 500 mg	1	2	2	2	2
gereinigte Omega-3-FS 500 mg	1	2	3	3	5
Lycopin 5 mg	1	2	2	2	2
Orotat-Magnesium 200 mg	1	1	1	1	1
zur Nacht					
retardiertes magensaftresistentes Vitamin C 250 mg	1	2	4	8	12
Sekundäre Pflanzenstoffe + OPC 100 mg	1	1	1	1	1
Basis-Komplex	1	2	2	2	2
Lycopin 5 mg	1	2	2	2	2
Orotat-Magnesium 200 mg	1	1	1	1	1

Zusätzlich ordinierte ich fünfmal täglich einen Teelöffel säurefreies gepuffertes Vitamin C-Pulver.

Morbus Parkinson

Ist eine Stoffwechselstörung des Gehirns, die vermutlich durch Jahrzehnte lange schädliche oxidative Prozesse diejenigen Hirnzellen zerstört, die für die Produktion von Dopamin, der Vorstufe von Noradrenalin, verantwortlich sind. Mit fortschreitendem Alter gehen dem Gehirn schleichend, aber fortwährend für die Dopaminsynthese erforderliche Zellen verloren. Dieser Degenerationsprozess ist die Folge eines ebenfalls seit Jahrzehnten bestehenden **Micronährstoff-Mangel-Syndroms**, wie glaubhafte Untersuchungen bestätigen. Eine lebenslange ausreichende Zufuhr von antioxidativen Vitalstoffen wirkt vorzeitiger Degeneration und schlimmstenfalls dem Zelltod entgegen.

Eine verminderte Zufuhr ernährungsphysiologischer Micronährstoffe, begleitet von sklerotischer Mangeldurchblutung der neurologischen Zentren und leider auch eine genetische Disposition, sind die Ursache des Morbus Parkinson.

Symptome wie Steifigkeit der Muskulatur, Bewegungseinschränkungen, Tremor, Antriebslosigkeit und häufige Depressionen, kennzeichnen dieses Krankheitsbild. In den letzten Jahren konnte nachgewiesen werden, dass Parkinson-Patienten besonders einen signifikanten Co-Enzym Q10-Mangel aufweisen. Neueste wissenschaftliche Studien aus USA deuten darauf hin, dass ein Fortschreiten der Erkrankung aufgehalten werden kann. Voraussetzung ist die Einnahme von sehr hochdosierten speziellen Micronährstoffen, wobei insbesondere das **chromatographierte Co-Enzym Q10** als Monopräparat in Dosierungen zwischen 600 bis 1200 Milligramm pro Tag liegen muss. Co-Enzym Q10 hat einen großen Stellenwert bei der Behandlung der parkinsonschen Schüttellähmung.

Beispiel-Therapieplan eines Patienten mit Morbus Parkinson Micronährstoff-Composition nach Dr. med. Fahl				
	1. - 2. Woche	3. - 4. Woche	5. - 6. Woche	7. - 8. Woche
Morgens zum Frühstück				
chromatographiertes Q10 100 mg	2	2	2	3
retardiertes magensaftresistentes Vitamin C 250 mg	3	6	8	10
hefefreies Selen, gebunden an Spirulina platensis 30 µg	2	3	4	4
freies Lutein 9 mg	2	2	2	2
Sekundäre Pflanzenstoffe + OPC 100 mg	1	1	1	1
Basis-Komplex	2	2	2	2
L-Carnitin 500 mg	2	3	4	4
gereinigte Omega-3-FS 500 mg	2	3	3	3
Lycopin 5 mg	2	2	2	2
Orotat-Magnesium 200 mg	1	1	1	1
Mittags				
chromatographiertes Q10 100 mg	1	2	2	3
retardiertes magensaftresistentes Vitamin C 250 mg	3	6	8	10
hefefreies Selen, gebunden an Spirulina platensis 30 µg	2	3	4	4
freies Lutein 9 mg	2	2	2	2
Sekundäre Pflanzenstoffe + OPC 100 mg	1	1	1	1
Basis-Komplex	2	2	2	2
L-Carnitin 500 mg	2	3	4	4
gereinigte Omega-3-FS 500 mg	2	3	3	3
Lycopin 5 mg	2	2	2	2
Orotat-Magnesium 200 mg	1	1	1	1
Abends				
chromatographiertes Q10 100 mg	1	1	2	3
retardiertes magensaftresistentes Vitamin C 250 mg	3	6	8	10
hefefreies Selen, gebunden an Spirulina platensis 30 µg	2	3	4	4
freies Lutein 9 mg	2	2	2	2
Sekundäre Pflanzenstoffe + OPC 100 mg	1	1	1	1
Basis-Komplex	2	2	2	2
L-Carnitin 500 mg	2	2	2	2
gereinigte Omega-3-FS 500 mg	2	3	3	3
Lycopin 5 mg	2	2	2	2
Orotat-Magnesium 200 mg	1	1	1	1
zur Nacht				
retardiertes magensaftresistentes Vitamin C 250 mg	3	6	8	10
Sekundäre Pflanzenstoffe + OPC 100 mg	1	1	1	1
Basis-Komplex	2	2	2	2
gereinigte Omega-3-FS 500 mg	2	3	3	3
Orotat-Magnesium 200 mg	1	1	1	1

Multiple Sklerose

Die MS ist eine entzündliche Erkrankung des zentralen Nervensystems, bei der die Isolationshüllen der Nervenfasern durch bestimmte Krankheitsherde zerstört werden. Wir wissen heute, dass Freie Radikale die Ummantelung der fetthaltigen Nervenfasern, die Mark- oder Myelinscheiden, attackieren und somit Entzündungsphasen hervorrufen. Wegen der bedauerlichen Tendenz, sich im Gehirn und Rückenmark zu manifestieren, spricht man von der MS (lateinisch „multiplex“ = vielfach). Sehstörungen infolge Neuritis des Nervus opticus, Müdigkeit, Schwindel, Depressionen, Muskelschwäche, Gangunsicherheit, Lähmungen, Sensibilitätseinbußen und Miktionsstörungen prägen das Krankheitsbild und gehen mit einem deutlichen Mangel an lebenswichtigen Antioxidantien einher. Dieses Micronährstoff-Mangel- Syndrom führt langfristig zu irreparablen Zellschädigungen des Nervensystems und hat schwerwiegende Folgen für den gesamten Organismus.

MS-Patienten benötigen neben den hochdosierten Basisnährstoffen, weitere Ergänzungen von essentiellen Fettsäuren, weil die Myelinscheiden der Nervenfasern u. a. aus essentiellen Fettsäuren bestehen und diese durch den Krankheitsprozess zerstört werden. Eine täglich hohe Substitution von Gammalinolen (Borretschsamenöl) und hochgereinigtem Fischöl mit mindestens 33 Prozent Eicosapentaensäure (EPA), 22 Prozent Docosahexaensäure (DHA) und 65 Prozent Omega-3-Fettsäuren fördern die Wiederherstellung der Nervenfasern und unterdrücken eine Autoimmunreaktion, die wahrscheinlich eine der wesentlichen Ursachen dieser Erkrankung ist. Durch weitere Micronährstoffe, wie Co-Enzym Q10, Carnitin, Lysin, Selen, Carotinoiden, Orotat-Magnesium und sekundären Pflanzenstoffen + OPC kommt es zur Aktivierung der immens wichtigen immunologischen Abwehr, damit hierdurch weitere Fehlsteuerungen vermieden werden.

Beispiel-Therapieplan bei einem Patienten mit Multiple Sklerose

Micronährstoff-Composition nach Dr. med. Fahl

	1. - 2. Woche	3. - 6. Woche	7. - 10. Woche	11. - 14. Woche	15. - 18. Woche
Morgens zum Frühstück					
chromatographiertes Q10 100 mg	1	1	2	2	2
retardiertes magensaftresistentes Vitamin C 250 mg	1	4	6	8	8
hefefreies Selen, gebunden an Spirulina platensis 30 µg	1	2	3	4	4
freies Lutein 9 mg	1	2	2	2	2
Sekundäre Pflanzenstoffe + OPC 100 mg	1	1	1	1	1
Basis-Komplex	1	2	2	2	2
L-Carnitin 500 mg	2	3	4	4	4
gereinigte Omega-3-FS 500 mg	2	3	4	5	5
Lycopin 5 mg	2	2	2	2	2
Orotat-Magnesium 200 mg	2	2	2	2	2
Mittags					
chromatographiertes Q10 100 mg	-	1	1	2	2
retardiertes magensaftresistentes Vitamin C 250 mg	1	4	6	8	8
hefefreies Selen, gebunden an Spirulina platensis 30 µg	1	2	3	4	4
freies Lutein 9 mg	1	2	2	2	2
Sekundäre Pflanzenstoffe + OPC 100 mg	1	1	1	1	1
Basis-Komplex	1	2	2	2	2
L-Carnitin 500 mg	2	3	4	4	4
gereinigte Omega-3-FS 500 mg	2	3	4	5	5
Lycopin 5 mg	2	2	2	2	2
Orotat-Magnesium 200 mg	1	1	1	1	1
Borretschsamenöl 1000 mg	1	1	1	1	1
Pantothensäure 250 mg	1	1	1	1	1
Abends					
chromatographiertes Q10 100 mg	1	1	1	1	1
retardiertes magensaftresistentes Vitamin C 250 mg	1	4	6	8	8
hefefreies Selen, gebunden an Spirulina platensis 30 µg	1	2	3	4	4
freies Lutein 9 mg	1	2	2	2	2
Sekundäre Pflanzenstoffe + OPC 100 mg	1	1	1	1	1
Basis-Komplex	1	2	2	2	2
L-Carnitin 500 mg	1	1	1	1	1
gereinigte Omega-3-FS 500 mg	2	3	4	5	5
Lycopin 5 mg	2	2	2	2	2
Orotat-Magnesium 200 mg	1	1	1	1	1
zur Nacht					
retardiertes magensaftresistentes Vitamin C 250 mg	1	4	6	8	8
Sekundäre Pflanzenstoffe + OPC 100 mg	1	1	1	1	1
Basis-Komplex	1	1	1	1	1
gereinigte Omega-3-FS 500 mg	2	2	2	2	2
Orotat-Magnesium 200 mg	1	1	1	1	1

Zusätzlich viermal täglich ein Teelöffel säurefreies gepuffertes Vitamin C-Pulver.

Rachitis und Osteoporose

Zwei Erkrankungen betreffen das Skelettsystem. Sie treten jedoch in völlig verschiedenen Lebensabschnitten auf: Die altbekannte Rachitis in der Kindheit und die Osteoporose in den späten Lebensabschnitten. Beiden fehlt unter anderem das Vitamin D3. In den ersten Lebensjahren führt dieser Mangel zu Schäden im Aufbau des Knochensystems, also zu unvollständigen Strukturen wie Zwergwuchs und dem flach-breiten rachitischen Becken. Dieses verursacht größte Schwierigkeiten bei der Geburt eines Kindes. Glücklicherweise tritt die Rachitis bei den heutigen Westeuropäern selten auf. Sie ist eine Erkrankung früherer Jahrzehnte und Jahrhunderte. Bereits 1650 beschrieb der englische Arzt Francis Glisson das nach ihm benannte „Glisson-Syndrom" oder die „englische Krankheit". Der verantwortliche Vitaminmangel war noch unbekannt. Jedoch hatte Francis Glisson einen Zusammenhang zwischen der fehlenden Sonneneinstrahlung während der trüben, regenreichen Wintermonate und dem Auftreten der Skelettveränderungen besonders bei Kindern in den Elendsvierteln englischer Städte festgestellt.

Die Einstrahlung von Sonnenlicht wurde mit dem Beginn der ungehemmten Industrialisierung im 18. und 19. Jahrhundert infolge ungefilterten Rauches aus primitiven Industrieschloten zusätzlich behindert. Besonders in den Elendsvierteln der Neuzeit, den englischen Slums, fand die Rachitis vermehrt ihre Opfer.

Wie entstand diese tückische Fehlbildung des Skelettsystems?

Neben ausreichender Ernährung in frühester Kindheit mit Vitaminen, Spurenelementen und anderen Micronährstoffen benötigt der Organismus zum Aufbau seines stützenden Skelettes Eiweiß und Calcium. Jedoch ist diese Osteogenese (Bildung des Knochengewebes) nur in Gegenwart von Vitamin D3 möglich. Dieses Cholecalciferol wird infolge ausreichender UV-Bestrahlung der Haut durch das Sonnenlicht aus den Provitamin-Vorstufen, Ergosterol beziehungsweise 7-Dihydrosterol (so genanntes Vitamin D) unter anderem auch aus Cholesterin im Organismus synthetisiert.

Vitamin D3-Mangel verhindert außerdem einen harmonischen intestinalen und renalen Calcium- und Phosphorstoffwechsel. Die unzureichende UV-Bestrahlung im Kleinkindesalter ist neben Mangelernährung die Rachitis-Ursache. Vitamin D3 gestaltet bei ausreichender Calciumzufuhr und den anderen Micronährstoffen den Aufbau des Knochensystems.

Ein bis zum mittleren Lebensalter noch intaktes Skelettsystem wird bei andauernder unzureichender Zufuhr dieser Substanzen in Verbindung mit Vitamin D3-Mangel abgebaut. Dies führt zur Osteoporose. Beide Erkrankungen stehen mit dem Vitamin D3-Angebot in Beziehung. Weil es auch sehr hochbetagte Menschen gibt, die nicht oder nicht spürbar von Osteoporose betroffen sind, hilft das allgegenwärtige Gen-Thema, die Osteoporose als „Gen-bedingt“ zu deklarieren.

Man macht es sich zu einfach, die Osteoporose als „Gen-bedingt“ einzustufen. In diesem Fall wären therapeutische Maßnahmen überflüssig und wirkungslos oder höchstens auf Linderung von Symptomen bezogen, es sei denn, das defekte Gen könnte abgeändert also regeneriert werden. Eine Aufgabe für die Zukunft! Möglicherweise ist die Art der Gestaltung der verschiedenen Lebensläufe jedes einzelnen Individuums mitverantwortlich für das Entstehen der Osteoporose. Hierzu gehört die Erkenntnis, wie mit der angeborenen Gesundheit weiterhin sinnvoll umgegangen wird. Dies erfordert eine ausgeprägte Stabilität des Willens, die wahrscheinlich - so glaube ich - Gen-bedingt ist.

Die Osteoporose ist Folge einer kontinuierlichen Veränderung der Stabilität des Knochengewebes, also des Skelettes. Diesem degenerativen Umbau oder Abbau der Knochensubstanz kann bei rechtzeitiger „Prophylaxe“ vorbeugend Einhalt geboten werden. Zu dessen besserem Verständnis hier eine einfache Darstellung des Knochenausbaus. Zirka 1,5 Kilogramm der Körpermasse besteht aus Calcium. Es ist in den Zähnen und Knochen eingebunden und trägt bei ausreichendem Angebot zu deren Stabilität bei.

Außer dieser stützenden Funktion ist Calcium als Co-Faktor für die Blutgerinnung und die Erregbarkeit von Nerven- und Muskelzellen erforderlich und unentbehrlich.

Was kann zur Osteoporose-Prophylaxe getan werden?

Eine rechtzeitige Substitution aller benötigten Vitalstoffe, begleitet von leichten, täglichen sportlichen Betätigungen, Vermeidung von Übergewicht und körperlicher Inaktivität, schädlichen Genussmitteln, wie: Tabak, Alkohol, Süßigkeiten und Kaffee sowie mangelnde Flüssigkeitszufuhr ist der präventive Beitrag zur rechtzeitigen Vorsorge dieser modernen Volkskrankheit.

Das CFS- Syndrom

Eine Mangelversorgung verschiedener Micronährstoffe kann ein Hinweis für das **CFS: Chronic-Fatique**- oder Immunschwäche-Syndrom sein. Das CFS wurde erst seit kurzer Zeit in der Literatur beschrieben und ist deshalb auch noch nicht als eigenständige Erkrankung anerkannt. Dem Erschöpfungszustand der Patienten liegen oftmals schwerwiegende Verfehlungen in der Lebensführung zugrunde. Diese im oxidativen Stress begründeten Ursachen werden bedauerlicherweise oft übersehen. Ein chronisches mitochondriales Defizit fügt den Energie liefernden Mitochondrien unwiederbringlichen Schaden zu. Die hierdurch verminderte Energiebereitschaft dieser Mitochondrien reduziert die Belastungstoleranz des Patienten, die ursächliche Symptomatik beim CFS. Die Mitochondrien sind äußerst verletzbar und mangels eines Reparatursystems nicht in der Lage, eingetretene Defekte zu regenerieren. Betroffene Patienten bilden infolge ihrer immunologischen Schwäche seltsamerweise Antikörper gegen sich selbst. Die eigentlich den Körper schützenden T-Zellen werden ungeklärterweise unfähig, sich gegen die ursprünglichen Eindringlinge (Antigene) zu wehren. Eine Vielfalt von Symptomen, wie: starke Müdigkeit, Lymphknotenschwellungen, Muskelschmerzen, Verwirrtheits- und Gedächtnisschwäche, Sehbeschwerden, Kopfschmerzen, Schlafstörungen prägt das Krankheitsbild der Betroffenen.

Nur eine sehr hoch dosierte, langfristige Substitution aller erforderlichen Micronährstoffe ist in der Lage, durch die Stärkung des Immunsystems die paradoxe, pathologische Entgleisung wieder rückgängig zu machen und somit die körpereigenen Abwehrkräfte für ihre eigentliche Aufgabe erneut zu befähigen.

Die Haut, das Spiegelbild unsere Befindens

Hautprobleme sind unter anderem auf mangelhafte Zufuhr von Micronährstoffen (Co-Enzym Q10, Vitamin C, Pantothensäure, Carotionoide, Omega-3-Fettsäuren, Zink und andere) und auf starke Belastung seitens Freier Radikale zurückzuführen. In der heutigen Zeit nehmen Hauterkrankungen an Intensität zu. Unser Hautorgan ist einerseits den vielfältigen schädlichen Einflüssen von außen ausgesetzt, andererseits reagiert es aber auch sehr schnell auf Störungen im Bereich der inneren Organe. Für die ständige Regeneration benötigen die Hautzellen eine Vielzahl von Micronährstoffen, die wichtige Funktionen bei der Zellteilung und Zellveränderung ausüben. Bestimmte Micronährstoffe fungieren als enzymatische Co-Faktoren und regulieren somit verschiedene Stoffwechselvorgänge im Organismus. Besteht ein Micronährstoff-Mangel-Syndrom, Anzeichen einer autoimmunologischen Dysregulation, werden zur Aufrechterhaltung der Funktionen unserer lebenswichtigen Organe, wie Herz, Leber und Nieren, wichtige Micronährstoffe den Zellen von weniger wichtigen Geweben, wie zum Beispiel der Haut, entnommen. Dies führt zu einer massiven Zellveränderung und ist letztendlich mitverantwortlich für verschiedene Hauterkrankungen, wie zum Beispiel Neurodermitis, seborrhoische Dermatitis, Psoriasis, Rosacea und Tumoren. Laut Prof. Dr. Korting, ehemaliger Chef der Dermatologischen Uni-Klinik Mainz, ist die Haut unter anderem ein Spiegelbild des gesunden aber auch des erkrankten Organismus.

Haut, Sonneneinstrahlung und Antioxidantien

Bei längerem Aufenthalt in der Sonne ist der Bedarf an Antioxidantien deutlich erhöht. Infolge der bereits bestehenden und weiterhin zunehmenden Ozonschäden und der hierdurch verminderten Filterung der aggressiven UVA/B-Strahlen sind wir diesem krebserregenden Licht vermehrt ausgesetzt. Dem intensiven Sonnenlicht sollte der menschliche Körper pro Tag ungeschützt

Beispiel-Therapieplan bei einem Patienten mit Hypothyreose Micronährstoff-Composition nach Dr. med. Fahl					
	1. - 6. Woche	7. - 12. Woche	13. - 19. Woche	20. - 25. Woche	26. - 31. Woche
Morgens zum Frühstück					
chromatographiertes Q10 100 mg	1	1	1	1	1
retardiertes magensaftresistentes Vitamin C 250 mg	1	2	3	4	4
hefefreies Selen, gebunden an Spirulina platensis 30 µg	1	2	3	4	4
freies Lutein 9 mg	1	1	1	1	1
Sekundäre Pflanzenstoffe + OPC 100 mg	1	1	1	1	1
Basis-Komplex	1	1	1	1	1
gereinigte Omega-3-FS 500 mg	1	1	2	2	2
Lycopin 5 mg	1	1	1	1	1
Orotat-Magnesium 200 mg	1	1	1	1	1
Mittags					
chromatographiertes Q10 100 mg	-	-	-	1	1
retardiertes magensaftresistentes Vitamin C 250 mg	1	2	3	4	4
hefefreies Selen, gebunden an Spirulina platensis 30 µg	1	2	3	4	4
Basis-Komplex	1	1	1	1	1
gereinigte Omega-3-FS 500 mg	1	1	2	2	2
Lycopin 5 mg	1	1	1	1	1
Abends					
chromatographiertes Q10 100 mg	-	-	1	1	1
retardiertes magensaftresistentes Vitamin C 250 mg	1	2	3	4	4
hefefreies Selen, gebunden an Spirulina platensis 30 µg	1	2	3	4	4
freies Lutein 9 mg	1	1	1	1	1
Sekundäre Pflanzenstoffe + OPC 100 mg	1	1	1	1	1
Basis-Komplex	1	1	1	1	1
gereinigte Omega-3-FS 500 mg	1	1	2	2	2
Lycopin 5 mg	1	1	1	1	1
Orotat-Magnesium 200 mg	1	1	1	1	1
zur Nacht					
retardiertes magensaftresistentes Vitamin C 250 mg	1	2	3	4	4

Patienten mit Hypothyreose reagieren sehr sensibel auf plötzlich hohe Dosierungen von Micronährstoffen, so dass es zwingend erforderlich ist, über einen längeren Zeitraum die Konzentration sehr langsam zu steigern.

Hyperthyreose (Schilddrüsenüberfunktion)

Ursächlich handelt es sich hauptsächlich um zwei Formen der Schilddrüsenüberfunktion: Der Morbus Basedow und die Schilddrüsen- Autonomie.

Bei letzterer haben sich infolge langjährigen Jodmangels einige Schilddrüsenzellen darauf spezialisiert, das gesamte, wenn auch minimale Jodangebot an sich zu reißen und zur Hormonproduktion zu verwerten, ohne sich den Befehlen vom Hypothalamus oder Hypophyse unterzuordnen. Wegen des weiterhin bestehenden Jodmangels intensivieren diese so genannten autonomen Zellen ihr Wachstum. Es kommt zu einer Vergrößerung des Schilddrüsengewebes, der disseminierten Autonomie und zur nicht mehr beeinflussbaren Überproduktion der Schilddrüsenhormone. Die sinnvolle Prophylaxe besteht in einer rechtzeitigen, kontinuierlichen und ausreichenden Jodzufuhr bereits im Kindesalter.

Nicht durch Jodmangel verursacht ist der so genannte Morbus Basedow. Diese Schilddrüsenüberfunktion entwickelt sich aus einer Dysfunktion des autoimmunologischen Abwehrsystems und wird deshalb zu den Autoimmunerkrankungen gezählt. Das defekte Immunsystem des Patienten produziert uneingeschränkt Autoantikörper, die dem das Schilddrüsenhormon stimulierenden Hormon der Hypophyse sehr ähnlich sind. Diese Impulse regen fälschlicherweise die Schilddrüse kontinuierlich zur Produktion ihrer T3- und T4-Hormone an. Dies führt zur Überproduktion und den Beschwerden einer Hyperthyreose: Herzrhythmusstörungen, Nervosität, Reizbarkeit, Heißhunger, Untergewicht, Schwäche, Müdigkeit, Schlaflosigkeit, Tremor, agitierte Psychosen.

Eine mögliche Therapie liegt in der gezielten Stabilisierung des autoimmunologischen Abwehrsystems mit hochdosierten Micronährstoffen, einer unproblematischen Behandlungsweise im Gegensatz zu Thyreostatika Radiojod-Therapie oder Operation mit dem Risiko der Stimmbandlähmung und der bleibenden Hypothyreose.

Beispiel-Therapieplan bei einem Patienten mit Hyperthyreose Micronährstoff-Composition nach Dr. med. Fahl				
	1. Woche	2. Woche	3. Woche	4. Woche
Morgens zum Frühstück				
chromatographiertes Q10 100 mg	1	1	1	2
retardiertes magensaftresistentes Vitamin C 250 mg	2	4	6	6
hefefreies Selen, gebunden an Spirulina platensis 30 µg	1	2	3	3
freies Lutein 9 mg	1	1	1	1
Sekundäre Pflanzenstoffe + OPC 100 mg	1	1	1	1
Basis-Komplex	1	2	2	2
L-Carnitin 500 mg	2	3	3	3
gereinigte Omega-3-FS 500 mg	2	2	3	3
Lycopin 5 mg	1	1	1	1
Orotat-Magnesium 200 mg	1	1	1	1
Mittags				
chromatographiertes Q10 100 mg	-	1	1	1
retardiertes magensaftresistentes Vitamin C 250 mg	2	4	6	6
hefefreies Selen, gebunden an Spirulina platensis 30 µg	1	2	3	3
freies Lutein 9 mg	1	1	1	1
Sekundäre Pflanzenstoffe + OPC 100 mg	1	1	1	1
Basis-Komplex	1	2	2	2
L-Carnitin 500 mg	2	2	2	2
gereinigte Omega-3-FS 500 mg	2	2	3	3
Lycopin 5 mg	1	1	1	1
Orotat-Magnesium 200 mg	1	1	1	1
Abends				
chromatographiertes Q10 100 mg	1	1	1	1
retardiertes magensaftresistentes Vitamin C 250 mg	2	4	6	6
hefefreies Selen, gebunden an Spirulina platensis 30 µg	1	2	3	3
freies Lutein 9 mg	1	1	1	1
Sekundäre Pflanzenstoffe + OPC 100 mg	1	1	1	1
Basis-Komplex	1	1	1	1
L-Carnitin 500 mg	1	1	1	1
gereinigte Omega-3-FS 500 mg	2	2	3	3
Lycopin 5 mg	1	1	1	1
Orotat-Magnesium 200 mg	1	1	1	1
zur Nacht				
retardiertes magensaftresistentes Vitamin C 250 mg	2	4	6	6
Orotat-Magnesium 200 mg	1	1	1	1

Bronchitis

Bronchitis ist eine akute Entzündung der oberen und unteren Luftwege. Diese tritt besonders im Herbst und Winter auf und wird überwiegend durch Viren und Bakterien ausgelöst. Bei der chronischen Bronchitis liegt eine Dysharmonie zwischen der immunologischen Abwehr und den schädlichen Einflüssen aus der Umwelt vor. Dies führt auf eine vermehrte Freisetzung von Histaminmolekülen zurück.

Tinnitus

Tinnitus - die so genannte „Krankheit des trockenen Ohres" - entsteht durch jahrelange Unterversorgung der empfindlichen Hörzellen von Micronährstoffen bei gleichzeitig geringer Flüssigkeitszufuhr. Hierdurcn werden die oftmals sklerotisch verengten Haargefäße in ihrer erforderlichen Microzirkulation nachhaltig gestört. Die daraus resultierende Minderversorgung der einzelnen Gehörzellen des Innenohres verursacht - je nach Schweregrad der Mangelversorgung - die unangenehmen Geräusche. Körperliche oder berufliche Überbelastungen, der so genannte Stress, der eine ungebremste Ausschüttung von Freien Radikalen verursacht, verstärken die lästigen Töne vor allem, wenn, wie in den meisten Fällen, ein Mangel an erforderlichen, neutralisierenden, antioxidativ wirkenden Micronährstoffen besteht.

Wundheilung

Ein **gestörter Wundheilungsprozess** tritt besonders durch Mangel an Vitamin C , Co-Enzym Q10 und Zink auf. Zink ist durch seinen Einfluss auf die Zellteilung sehr intensiv an der Wundheilung beteiligt. Vitamin C beschleunigt als essentieller Co-Faktor der Kollagenbiosynthese ebenfalls den Heilungsprozess. Co-Enzym Q10 wird benötigt um die Energieproduktion in den Mitochondrien der neu gebildeten Reparaturzellen aufzubauen und zu gewährleisten. Liegt ein serologisch nachgewiesenes

Beispiel-Therapieplan eines Patienten nach Sportunfall zur Vorbereitung einer OP Micronährstoff-Composition nach Dr. med. Fahl					
	1. Tag	2. Tag	3. Tag	4. Tag	ab 5. Tag
Morgens zum Frühstück					
chromatographiertes Q10 100 mg	1	1	1	1	1
retardiertes magensaftresistentes Vitamin C 250 mg	2	4	6	8	10
Sekundäre Pflanzenstoffe + OPC 100 mg	1	1	1	1	1
Basis-Komplex	2	2	2	2	2
gereinigte Omega-3-FS 500 mg	2	2	3	3	3
Lycopin 5 mg	1	1	1	1	1
Orotat-Magnesium 200 mg	1	1	1	1	1
Mittags					
chromatographiertes Q10 100 mg	-	1	1	1	1
retardiertes magensaftresistentes Vitamin C 250 mg	2	4	6	8	10
Sekundäre Pflanzenstoffe + OPC 100 mg	1	1	1	1	1
Basis-Komplex	2	2	2	2	2
gereinigte Omega-3-FS 500 mg	2	2	3	3	3
Lycopin 5 mg	1	1	1	1	1
Orotat-Magnesium 200 mg	1	1	1	1	1
Abends					
chromatographiertes Q10 100 mg	1	1	1	1	1
retardiertes magensaftresistentes Vitamin C 250 mg	2	4	6	8	10
Sekundäre Pflanzenstoffe + OPC 100 mg	1	1	1	1	1
Basis-Komplex	2	2	2	2	2
gereinigte Omega-3-FS 500 mg	2	2	3	3	3
Lycopin 5 mg	1	1	1	1	1
Orotat-Magnesium 200 mg	1	1	1	1	1
Abends					
retardiertes magensaftresistentes Vitamin C 250 mg	2	4	6	8	10
Sekundäre Pflanzenstoffe + OPC 100 mg	1	1	1	1	1
gereinigte Omega-3-FS 500 mg	2	2	3	3	3

Zusätzlich ordinierte ich fünfmal täglich einen Teelöffel säurefreies gepuffertes Vitamin C-Pulver.

bioenergetisches Defizit vor, muss dieser Mangelzustand mit hohen Konzentrationen von Co-Enzym Q10, Vitamin C, Zink, sekundäre Pflanzenstoffe + OPC usw. behoben werden. Hierdurch verbessert sich die Wundheilung um ein Vielfaches.

Prostata

Bei ersten oder auch fortgeschrittenen Veränderungen der Prostata haben sich Phythoöstrogene bewährt. Genistein blockiert die Ausbreitung von Tumorzellen durch Verhinderung neuer Blutgefäße, welche die Krebszellen ernähren würden. Studien im Reagenzglas zeigten, dass pathologische Prostatazellen wirksam durch Genistein im Wachstum gehemmt werden können. Genistein wird heute bereits bei dieser Tumorerkrankung zur Behandlung eingesetzt. Ebenso wirksam sind Phytosterine, wie das ß-Sitosterin. Sie können sowohl die Entwicklung einer gutartigen Prostatavergrößerung als auch der Entstehung eines Prostatakarzinoms vorbeugen.

Niedrige Selenkonzentrationen im Blutplasma sind ein Risikofaktor für die Entwicklung von Prostata-Karzinomen. In klinischen Studien wurde ausreichend belegt, dass infolge einer täglichen Einnahme von 200 Mikrogramm Selen das Risiko, an Prostata-Krebs zu erkranken, um 63 Prozent gesenkt werden konnte.

Studien belegen für Lycopin eine starke antikanzerogene Wirkung, wenn es täglich in hohen Konzentrationen substituiert wird. Lycopin stabilisiert den interzellulären Ionenaustausch und fördert dadurch eine bessere Zell-zu-Zell-Kommunikation. Hierdurch wird das willkürliche Wachstum degenerativer Zellen verhindert. Eine Untersuchung an zirka 48.000 Männern ergab, dass allein durch eine täglich ausreichende Aufnahme carotinoidhaltiger Nahrungsmittel das Prostatakrebs-Risiko um 21 Prozent gesenkt werden kann. Deshalb empfehle ich zur Prostata-Krebs-Prophylaxe täglich 30 bis 40 Milligramm Lycopin, Selen, Maca und Genistein.

Beispiel-Therapieplan eines Patienten mit Prostata-Erkrankung Micronährstoff-Composition nach Dr. med. Fahl			
	1. - 4. Woche	5. - 8. Woche	9. - 12. Woche
Morgens zum Frühstück			
chromatographiertes Q10 100 mg	1	1	1
retardiertes magensaftresistentes Vitamin C 250 mg	2	4	6
hefefreies Selen, gebunden an Spirulina platensis 30 µg	2	4	6
freies Lutein 9 mg	1	1	1
Sekundäre Pflanzenstoffe + OPC 100 mg	1	1	1
Basis-Komplex	2	2	2
gereinigte Omega-3-FS 500 mg	2	2	2
Lycopin 5 mg	2	2	2
Orotat-Magnesium 200 mg	1	1	1
Maca	1	1	1
L-Lysin 500 mg	1	1	1
Mittags			
chromatographiertes Q10 100 mg	-	1	1
retardiertes magensaftresistentes Vitamin C 250 mg	2	4	6
hefefreies Selen, gebunden an Spirulina platensis 30 µg	2	4	6
Sekundäre Pflanzenstoffe + OPC 100 mg	1	1	1
Basis-Komplex	2	2	2
gereinigte Omega-3-FS 500 mg	2	2	2
Lycopin 5 mg	2	2	2
Maca	1	1	1
Abends			
chromatographiertes Q10 100 mg	1	1	1
retardiertes magensaftresistentes Vitamin C 250 mg	2	4	6
hefefreies Selen, gebunden an Spirulina platensis 30 µg	2	4	6
freies Lutein 9 mg	1	1	1
Sekundäre Pflanzenstoffe + OPC 100 mg	1	1	1
Basis-Komplex	2	2	2
gereinigte Omega-3-FS 500 mg	2	2	2
Lycopin 5 mg	2	2	2
Orotat-Magnesium 200 mg	1	1	1
Maca	1	1	1
zur Nacht			
retardiertes magensaftresistentes Vitamin C 250 mg	2	4	6
Lycopin 5 mg	1	1	1

Hormonersatztherapie

Die von den Gynäkologen seit Jahren viel gepriesene Hormonersatztherapie - mit dem Ziel eines wirkungsvollen Schutzes im hormonellen und kardiovaskulären Bereich - hat endlich nach Jahren - auch bei den bisherigen Befürwortern - zu einem plötzlichen Umdenken geführt. So wurde in vielseitigen Studien in USA und Europa nachgewiesen, dass durch die Hormonbehandlung die Todeszahlen infolge Brustkrebs deutlich zugenommen haben. Aber auch das angeblich verringerte kardiovaskuläre Risiko hat sich als Trugschluss erwiesen. Genau das Gegenteil wurde bei den Studien festgestellt. Das Risiko, einen Herzinfarkt zu erleiden, ist durch eine Hormonsubstitution deutlich erhöht. Die Nebenwirkungen waren so gravierend, dass 2002 eine diesbezügliche WHO-Studie in USA abgebrochen wurde. (Quelle: Deutsches Ärzteblatt Ausgabe 33, 2003). Negative Auswirkungen, besonders in den ersten Jahren der Einnahme, auf Herz, Kreislauf und Gewicht wurden kürzlich auch von der Deutschen Gesellschaft für Endokrinologie bestätigt.

Unter Hormonersatztherapie potenziert sich das Brustkrebsrisiko bereits im ersten Jahr der Einnahme und steigt mit der Einnahmedauer.

Wegen der vielseitigen Nebenwirkungen sollte jede Frau den Empfehlungen ihres Gynäkologen bezüglich einer Hormonersatztherapie äußerst kritisch gegenüberstehen und diese Art der Behandlung ablehnen.

Die neueste Anweisung des Bundesinstitutes für Arzneimittel beinhaltet die ärztliche Pflicht zu einer ausführlichen Aufklärung der Patientin über die bereits im ersten Anwendungsjahr zu erwartenden schwerwiegenden Risiken:

Venöse Thromboembolien, Herzinfarkt, Schlaganfall, Brust- und Ovarialkarzinom.

Desgleichen ist die Vorbeugung und Therapie der Osteoporose wegen des sehr ungünstigen Nutzen-Risiko-Verhältnisses sehr fragwürdig. (Quelle: Deutsches Ärzteblatt Ausgabe 36, Sept. 2003).

Die im asiatischen Raum üblichen Phythoöstrogene haben sich besonders in der Behandlung von klimakterischen Beschwerden nachhaltig bewährt, weil sie befähigt sind, sich dem jeweiligen Hormonspiegel anzupassen. Hitzewallungen, Depressionen, Vaginalprobleme und andere Beschwerden werden durch die tägliche Einnahme dieser Phythoöstrogene deutlich verbessert. Dong Quai, Hopfen, Yams und Maca sind sehr geeignete Präparate zur Linderung von klimakterischen Beschwerden und können bei unzureichender Wirkung zusätzlich mit Genistein kombiniert werden.

Bei Übergewicht sollte vor einer Hormonsubstitution eine Nutzen-Risiko-Abwägung erfolgen, um irreparable Folgeschäden zu vermeiden. Östrogene werden nicht nur in den Ovarien sondern auch im gesamten weiblichen Fettgewebe produziert. Aus den Gründen der Überproduktion von Östrogenen ist eine drastische Verminderung eines Übergewichtes unumgänglich.

Beispiel-Therapieplan einer Patientin im Klimakterium Micronährstoff-Composition nach Dr. med. Fahl			
	1. - 2. Woche	3. - 4. Woche	5. - 6. Woche
Morgens zum Frühstück			
chromatographiertes Q10 100 mg	1	1	1
retardiertes magensaftresistentes Vitamin C 250 mg	2	3	4
hefefreies Selen, gebunden an Spirulina platensis 30 µg	2	2	2
freies Lutein 9 mg	1	1	1
Sekundäre Pflanzenstoffe + OPC 100 mg	1	1	1
Basis-Komplex	1	1	1
L-Carnitin 500 mg	1	1	1
gereinigte Omega-3-FS 500 mg	2	2	2
Lycopin 5 mg	2	2	2
Orotat-Magnesium 200 mg	1	1	1
Maca	1	1	1
Hopfen und Yams im Wechsel	2	2	2
Mittags			
chromatographiertes Q10 100 mg	-	-	1
retardiertes magensaftresistentes Vitamin C 250 mg	2	3	4
hefefreies Selen, gebunden an Spirulina platensis 30 µg	2	2	2
Sekundäre Pflanzenstoffe + OPC 100 mg	1	1	1
Basis-Komplex	1	1	1
gereinigte Omega-3-FS 500 mg	2	2	2
Lycopin 5 mg	2	2	2
Orotat-Magnesium 200 mg	1	1	1
Maca	1	1	1
DongQuai	1	1	1
Abends			
chromatographiertes Q10 100 mg	-	1	1
retardiertes magensaftresistentes Vitamin C 250 mg	2	3	4
hefefreies Selen, gebunden an Spirulina platensis 30 µg	2	2	2
freies Lutein 9 mg	1	1	1
Sekundäre Pflanzenstoffe + OPC 100 mg	1	1	1
Basis-Komplex	1	1	1
gereinigte Omega-3-FS 500 mg	2	2	2
Lycopin 5 mg	2	2	2
Orotat-Magnesium 200 mg	1	1	1
Maca	1	1	1
Hopfen und Yams im Wechsel	2	2	2
zur Nacht			
retardiertes magensaftresistentes Vitamin C 250 mg	2	3	4

Tumorerkrankungen allgemein

In den modernen Industrieländern ist der Krebs nach Herz-Kreislauferkrankungen die zweithäufigste Diagnose. Das Tumor-Risiko wird durch ein Ungleichgewicht des Säure-Basen-Haushaltes im Organismus deutlich erhöht. Fett- und kalorienreiche Ernährung mit viel Fleisch und leckeren Wurstsorten von domestizierten Tieren sind hauptsächlich die Verursacher von organischen Fehlsteuerungen im Körper und mitverantwortlich für die Entstehung von Tumorzellen.

In den mediterranen Regionen - wo ganzjährig ausreichend frische basisch- wirkende Naturprodukte (Obst, Salat, Gemüse) verzehrt werden - treten Tumore wesentlich seltener auf. Die Ursache liegt in der starken antioxidativen Leistungsfähigkeit dieser Nahrungsmittel. Sie sind in der Lage, die basische Pufferkapazität des Blutes zu optimieren und schwierige physiologische Stoffwechselvorgänge in den Zellen zu idealisieren.

Eine dahingehende optimale Ernährung vermindert das Karzinom-Risiko um bis zu 70 Prozent. Das Säure-Basenverhältnis des Organismus kann mittels Indikatorpapier im Urin getestet werden. Für die Aufrechterhaltung des physiologischen Stoffwechsels in den Zellen ist ein Harn-pH-Wert zwischen 7,2 bis 7,4 nötig. Die Aufnahme der Nahrung sollte so gestaltet werden, dass ein konstanter pH-Wert, wie angegeben, besteht. Wenn der Urintest im gelben Bereich des Teststreifens liegt, empfehle ich meinen Patienten zusätzlich eine Basenmischung nach Sander bestehend aus:

• Natrium phosphoricum	10,0 g
• Kalium bicarbonicum	10,0 g
• Calcium carbonicum	100,0 g
• Natrium bicarbonicum	80,0 g

Bei Bedarf, morgens und abends je einen flach-gehäufter Teelöffel von dieser Basenmischung in einem Glas mit lauwarmer Flüssigkeit verrühren und trinken.

Freie Radikale sind bei der Entstehung von Tumorzellen

maßgeblich beteiligt. Diese Vermutung wird heute zunehmend in gesicherten Forschungsergebnissen bestätigt. Antioxidantien, so genannte Radikalfänger, wirken antimutagen. Sie schützen die Erbsubstanz (DNS, Abk.: für Desoxiribonukleinsäure) in unseren Zellen vor schädlichen Einflüssen seitens Freier Radikale. Antioxidantien verbessern und stabilisieren die immunologische Abwehr. Sie tragen zur Eliminierung bereits pathogener Zellen bei. Co-Enzym Q10, Carotinoide usw. sind in der Lage, die intakte Zell-zu-Zell-Kommunikation (Gap-Junctions) zu verbessern und somit das Wachstum von Krebszellen zu blockieren. Magen- und Brustkrebs gehen einher mit einer über Jahre viel zu geringen Zufuhr von Vitaminen, insbesondere von Vitamin C. Krebszellen akkumulieren (speichern) eine immens hohe Vitaminmenge, die in den Tumorzellen eine komplexe biochemische Reaktion (Tumor hemmend) hervorrufen. Dadurch wird das unerwünschte Wachstum dieser Zellen blockiert, die Wirkung der Chemotherapie erhöht und deren vielfältige Nebenwirkungen auf ein erträgliches Maß reduziert.

Spezielle Enzyme, so genannte Proteasen, werden von Krebszellen auf ihrem Ausbreitungsweg missbraucht, um die weitere Metastasierung zu ermöglichen. Eigentlich sind Proteasen phagozytierende Proteine, die den Verdauungsenzymen beim intrazellulären Abbau von Nahrungsproteinen helfen, die Stoffwechselschlacken zu entsorgen.

Falsche ungesunde Lebensführung, verbunden mit einem **Micronährstoff-Mangel-Syndrom**, führt zu einem bioenergetischen Defizit. Erst hierdurch wird ein invasives Wachstum von Tumorzellen und die Metastasierung unter Mithilfe der Proteasen ermöglicht. Nur eine Vielzahl von Micronährstoffen und die Aminosäuren Lysin und Prolin sind in der Lage, diese invasiven Proteasen zu neutralisieren und das Wachstum und die Ausbreitung der Tumorzellen zu hemmen. Es ist wissenschaftlich belegt, dass hochdosierte mitochondriale- und orthomolekulare Substanzen Zellschädigungen entgegenwirken und Krebszellen spezifisch angreifen, ohne jedoch das gesunde Zellgewebe zu schädigen. Auch hierdurch wird die Metastasierung verhindert. Vorbeugende Maßnahmen sind besonders bei Patienten

genetischen Defekt in den Erythrozyten an. Deshalb muss vor einer hochdosierten intravenösen Vitamin C-Zufuhr geprüft werden, ob bei dem therapiebedürftigen Krebspatienten ein Mangel an Glucose-6-Phosphat-Dehydrogenase (G6PD) vorliegt.

Japanische und amerikanische Wissenschaftler haben in verschiedenen Forschungsergebnissen nachweisen können, dass auch der **Grüne Tee** wegen seiner reichlich vorhandenen Polyphenole antikarzinogen wirkt.

Auch Tumorpatienten empfehle ich das „Kompatible Micronährstoff-Konzept". Bei der Gelegenheit möchte ich nochmals darauf hinweisen, dass die in diesem Buch genannten Präparate, in der Art der Entwicklung und Herstellung, meiner Behandlungsweise angepasst wurden. Die daraus resultierenden gesundheitlichen Verbesserungen sind daher auf die Besonderheit der Galenik, die Harmonie der Wirkstoffe untereinander und deren Verträglichkeit sowie Bioverfügbarkeit zurückzuführen.

Für die therapeutische Wirksamkeit der von mir angewendeten Produkte möchte ich keine Ausschließlichkeit in Anspruch nehmen. Auch andere Hersteller verfügen wahrscheinlich über ähnliche Nahrungsergänzungsmittel.

Beispiel-Therapieplan eines Tumor-Patienten

	1. Woche	2. Woche	3. Woche	4. Woche	ab 5. Woche
Morgens nach dem Aufstehen					
chromatographiertes Q10 100 mg	1	1	1	1	1
retardiertes magensaftresistentes Vitamin C 250 mg	4	6	8	10	12
Basis-Komplex	1	1	1	1	1
gereinigte Omega-3-FS 500 mg	2	2	2	2	2
Lycopin 5 mg	2	2	2	2	2
Morgens zum Frühstück					
chromatographiertes Q10 100 mg	1	1	2	2	2
retardiertes magensaftresistentes Vitamin C 250 mg	4	6	8	12	16
hefefreies Selen, gebunden an Spirulina platensis 30 µg	2	4	5	6	7
freies Lutein 9 mg	1	1	1	1	1
Sekundäre Pflanzenstoffe + OPC 100 mg	1	1	1	1	1
Basis-Komplex	2	2	2	2	2
L-Carnitin 500 mg	2	3	4	4	4
gereinigte Omega-3-FS 500 mg	2	3	4	4	4
Lycopin 5 mg	2	2	2	2	2
Orotat-Magnesium 200 mg	1	1	1	1	1
L-Lysin 500 mg	1	1	1	1	1
Calcium 250 m	1	1	1	1	1
Mittags					
chromatographiertes Q10 100 mg	-	1	2	2	2
retardiertes magensaftresistentes Vitamin C 250 mg	4	6	8	12	16
hefefreies Selen, gebunden an Spirulina platensis 30 µg	2	4	5	6	7
freies Lutein 9 mg	1	1	1	1	1
Sekundäre Pflanzenstoffe + OPC 100 mg	1	1	1	1	1
Basis-Komplex	2	2	2	2	2
L-Carnitin 500 mg	2	3	4	4	4

Zusätzlich ordinierte ich alle zwei Stunden einen Teelöffel säurefreies gepuffertes Vitamin C-Pulver.

Micronährstoff-Composition nach Dr. med. Fahl

	1. Woche	2. Woche	3. Woche	4. Woche	ab 5. Woche
gereinigte Omega-3-FS 500 mg	2	3	4	4	4
Lycopin 5 mg	2	2	2	2	2
Orotat-Magnesium 200 mg	1	1	1	1	1
L-Prolin 500 mg	1	1	1	1	1
Vitamin D3 500 I. E.	1	1	1	1	1
Calcium 250 mg	1	1	1	1	1
Jodid 100 µg	1	1	1	1	1
Abends					
chromatographiertes Q10 100 mg	1	1	1	1	1
retardiertes magensaftresistentes Vitamin C 250 mg	4	6	8	12	16
hefefreies Selen, gebunden an Spirulina platensis 30 µg	2	4	5	6	7
freies Lutein 9 mg	1	1	1	1	1
Sekundäre Pflanzenstoffe + OPC 100 mg	1	1	1	1	1
Basis-Komplex	1	1	1	1	1
L-Carnitin 500 mg	1	1	1	1	1
gereinigte Omega-3-FS 500 mg	2	3	4	4	4
Lycopin 5 mg	2	2	2	2	2
Orotat-Magnesium 200 mg	1	1	1	1	1
L-Lysin 500 mg	1	1	1	1	1
Calcium 250 mg	1	1	1	1	1
ur Nacht					
etardiertes magensaftresistentes Vitamin C 250 mg	4	6	8	10	12
ekundäre Pflanzenstoffe + OPC 100 mg	1	1	1	1	1
asis-Komplex	1	1	1	1	1
ereinigte Omega-3-FS 500 mg	2	2	2	2	2
ycopin 5 mg	2	2	2	2	2
inkorotat 25 mg	1	1	1	1	1

Um die Wirksamkeit einer bevorstehenden Chemotherapie zu erhöhen, empfehle ich dringend vor, während (zeitversetzt entsprechend der Halbwertszeit des Chemotherapeutikums 1 bis 3 Tage) und nach der Therapie die Antioxidantien in hoher Dosierung einzunehmen.

Besonders wegen der durch die Chemotherapie indizierten massiven Nebenwirkungen (Erhöhung des Spiegels an Freien Radikalen) ist eine langfristig gezielte Therapie mit Micronährstoffen dringend indiziert, um das Potential der Entstehung von Freien Radikalen so gering wie möglich zu halten.

Mitochondrialer Erbgutdefekt

Eine besondere Gruppe von Erkrankungen, die auf einen mitochondrialen Defekt des Erbgutes zurückzuführen ist, wird von der Mutter an die nächste Generation weitergegeben. Die Mitochondrien sind für die Bildung der Energie in unseren Zellen verantwortlich. Durch einen Defekt in ihrem Erbgut vermindern sie die Energieproduktion in der Zelle. Dies zieht schwerwiegende organische Schädigungen nach sich, weil die Zellen nicht mehr über ausreichend Energie verfügen. Hierdurch wird der Stoffwechsel deutlich reduziert, so dass mitochondriale Erkrankungen, wie geistiger Verfall, Epilepsie, Taubheit, Herzerkrankungen, Blindheit, Muskelschwäche und weitere klinische Symptomatik die Folge sind.

Bereits im Kindesalter können derartige Erkrankungen auftreten und sich bei Nichtbehandlung manifestieren, wenn nicht antioxidativ behandelt wird. Antioxidantien reparieren zwar keine genetischen Defekte, sind jedoch in der Lage, weitere Zellschädigungen zu verhindern. Besonders hervorzuheben ist das Antioxidans Ubichinon Co-Enzym Q10. Es verbessert den Energiefluss der Zellen; ein weiteres Fortschreiten der Erbkrankheit kann somit aufgehalten werden.

In verschiedenen Studien konnte durch hochdosiertes Co-Enzym Q10 der klinische Zustand von diesen Kindern nachhaltig verbessert werden.

Eine optimale vitalstoffreiche Ernährung in der Kindheit und in den Jugendjahren ist die Voraussetzung für ein vollständiges körperliches Wachstum und optimale geistige Entwicklung. Falsche Ernährung in diesen jungen Jahren verursacht bleibende organische Schäden. Hierdurch wird die Basis für chronische Erkrankungen im späteren Leben geschaffen. In der Wachstumsphase ist der Bedarf eines Kindes an Proteinen und notwendigen Vitalstoffen sehr groß, weil Kinder und Jugendliche zum Aufbau ihres Organsystems einen besonders hohen Grundstoffwechsel haben. Im Durchschnitt benötigt ein aktiver 15-jähriger zirka 4.000 kcal am Tag. Es ist das Doppelte des Energiebedarfs von Erwachsenen. In dieser Aufbauphase sollten so wenig wie möglich gesättigte und gehärtete Fette verzehrt werden. Außerordentlich wichtig ist die Zufuhr von essentiellen und ungesättigten Fettsäuren aus Pflanzenölen oder Fischen. Fettarme Milchprodukte, mageres Fleisch und Hochseefisch führen zu einer idealen Fettzufuhr, ohne den Energieaufbau und die ausreichende Versorgung mit Micronährstoffen zu gefährden.

Ein übermäßiger Verzehr von raffiniertem Mehl und Zucker, denen wichtige Micronährstoffe und Nahrungsfasern fehlen, erhöht nachweislich das Risiko zum schädlichen Übergewicht, unter dem heute bereits jedes zweite Kind leidet. Ein gebotenes Maß an Zurückhaltung bei derartigen Speisen ist sicherlich die Voraussetzung für ein gesundes Wachstum jedes Jugendlichen. Jedoch kann ein kompletter Verzicht auf zuckerhaltige Nahrungsmittel im Speiseplan eines Heranwachsenden wegen einer ungenügenden Energieversorgung auch zu Wachstumsstörungen führen.

Der Bedarf an Micronährstoffen ist bei Jugendlichen - besonders in der frühen Pubertät - sehr hoch. Die meisten Teenager haben in der heutigen Zeit eine unzureichende Versorgung von micronährstoffhaltigen Nahrungsmitteln und somit einen häufigen Mangel an Vitamin C, B-Vitamine, Eisen, Zink, Selen und anderen. Der Speiseplan von Kindern sollte viel Gemüse, Obst, Vollkornprodukte, fettarme Milchprodukte, mageres Fleisch, Geflügel, Fisch und reichlich Flüssigkeit in Form von körperwarmen Tees, Fruchtsäften und nicht gekühltes Mineralwasser beinhalten.

Mit diesen Ausführungen habe ich versucht, in kurzer Form zu erläutern, welche Möglichkeiten die Mitochondriale- und Orthomolekulare Medizin bietet, um den unter einem Micronährstoff-Mangel-Syndrom leidenden Organismus wieder zu aktivieren. Um ein drohendes bioenergetisches Defizit zu vermeiden, müssen täglich alle erforderlichen Micronährstoffe in ausreichender Konzentration dem Organismus präsent sein. Der microbiologische Idealzustand ist die Voraussetzung dieser Therapie, damit die vielseitigen Stoffwechselfunktionen störungsfrei und harmonisch ablaufen können und die immunologische Abwehr stabilisiert wird und erhalten bleibt. Nur so kann zum Wohle des Patienten das Ziel eines präventiven und therapeutischen Gesamterfolges erreicht werden.

Beispiel prophylaktischer Therapieplan für Heranwachsende Micronährstoff-Composition nach Dr. med. Fahl	
Morgens zum Frühstück	
chromatographiertes Q10 30 mg	1
retardiertes magensaftresistentes Vitamin C 250 mg	1
L-Carnitin 500 mg	1
gereinigte Omega-3-FS 500 mg	1
Orotat-Magnesium 200 mg	1
Mittags	
retardiertes magensaftresistentes Vitamin C 250 mg	1
Basis-Komplex	1
Abends	
chromatographiertes Q10 30 mg	1
retardiertes magensaftresistentes Vitamin C 250 mg	1
zur Nacht	
retardiertes magensaftresistentes Vitamin C 250 mg	1

Beispiel prophylaktischer Therapieplan für Erwachsene Micronährstoff-Composition nach Dr. med. Fahl			
	bei geringer Stressbelastung	bei mittlerer Stressbelastung	bei hoher Stressbelastung
Morgens zum Frühstück			
chromatographiertes Q10 100 mg	1	1	1
retardiertes magensaftresistentes Vitamin C 250 mg	1	2	3
hefefreies Selen, gebunden an Spirulina platensis 30 µg	-	1	2
freies Lutein 9 mg	-	-	1
Sekundäre Pflanzenstoffe + OPC 100 mg	-	1	1
Basis-Komplex	1	1	1
L-Carnitin 500 mg	1	1	1
gereinigte Omega-3-FS 500 mg	1	1	1
Lycopin 5 mg	-	-	1
Orotat-Magnesium 200 mg	1	1	1
Mittags			
chromatographiertes Q10 100 mg	-	-	1
retardiertes magensaftresistentes Vitamin C 250 mg	1	2	3
hefefreies Selen, gebunden an Spirulina platensis 30 µg	-	1	2
freies Lutein 9 mg	-	1	-
Sekundäre Pflanzenstoffe + OPC 100 mg	-	-	-
Basis-Komplex	-	1	1
L-Carnitin 500 mg	-	-	1
gereinigte Omega-3-FS 500 mg	-	1	1
Lycopin 5 mg	-	-	-
Orotat-Magnesium 200 mg	-	-	1
Abends			
chromatographiertes Q10 100 mg	-	1	1
retardiertes magensaftresistentes Vitamin C 250 mg	1	2	3
hefefreies Selen, gebunden an Spirulina platensis 30 µg	-	1	1
freies Lutein 9 mg	-	-	1
Sekundäre Pflanzenstoffe + OPC 100 mg	-	-	1
Basis-Komplex	1	1	1
L-Carnitin 500 mg	-	1	1
gereinigte Omega-3-FS 500 mg	1	1	1
Lycopin 5 mg	-	-	1
Orotat-Magnesium 200 mg	-	1	1
zur Nacht			
retardiertes magensaftresistentes Vitamin C 250 mg	1	2	3

Aufgrund unserer genetischen Veranlagung ist der zelluläre Bedarf an Micronährstoffen individuell von Mensch zu Mensch verschieden. Die Zusammenstellung eines Therapieplans ist immer abhängig von den serologischen Befunden des betreffenden Patienten. Die hier dokumentierten Therapiepläne und die angewendeten Präparate beziehen sich auf Krankheitsbilder einzelner Patienten. Sie beinhalten außerdem meine seit Jahren erprobten eigenen Dosierungen und Substanzen. Auch bei ähnlichen Beschwerden muss ein mit der orthomolekularen Behandlungsweise vertrauter Therapeut zu Rate gezogen werden.

Dem aufmerksamen Leser ist sicherlich beim Studieren der Therapiepläne nicht entgangen, dass bei der Behandlung der verschiedenen Erkrankungen immer die gleichen Präparate zum Einsatz kommen, allerdings mit unterschiedlich hohen Dosierungen. Wie bereits mehrfach erläutert, besteht jeder menschliche Organismus aus den gleichen biochemischen Bausteinen, mit geringfügigen Unterschieden bedingt durch die Zugehörigkeit auf verschiedenen Kontinenten.

Die Kombination der verschiedenen Micronährstoffe wurde meinem Mitochondrialen-Orthomolekularen Therapiekonzept angepasst. Mögliche Aussagen über die Wirkungsweise anderer Produkte sind deshalb meinerseits nicht möglich.

Bezüglich der Verzehrempfehlungen bei den von mir in diesem Buch aufgeführten Produkten muss ich Ihnen folgenden Hinweis geben.

Nach den EU-Richtlinien 2002 werden Nahrungsergänzungsmittel nur unter Angaben von Mindestmengen als verkehrsfähig eingestuft. Dementsprechend weisen auch die von mir entwickelten Präparate nur diese erlaubten Mindestmengen auf. Wie ich bereits mehrfach erläutert habe, basiert die Mitochondriale- und Orthomolekulare Medizin auf sinnvollen Höchstdosierungen. Diese sind in keiner Weise schädlich, wenn sie von einem erfahrenen Therapeuten gezielt ordiniert werden. Deshalb empfehle ich Ihnen, bezüglich der Dosierung dem Rat eines behandelnden Arztes zu folgen.

KAPITEL 6

MANGELZUSTÄNDE

Welche Folgen hat ein Mangel an Antioxidantien?

Antioxidantien sind leicht oxidierbare Substanzen, die durch ihr niedriges Redox-Potential (Maß der Oxidationskraft und Neutralisierungsfähigkeit zwischen Freien Radikalen und antioxidativer Gegenwehr) andere lebenswichtige Stoffe, die sich zum Beispiel in Lebensmitteln befinden, vor unerwünschter schädlicher Oxidation schützen. Weil spezielle Vitalstoffe infolge ihrer antioxidativen Fähigkeit das Entstehen der Freien Radikale verhindern können, wird ihnen eine präventive Funktion hinsichtlich bestimmter Erkrankungen zugeschrieben. Antioxidantien nehmen im Bereich der Mitochondrialen- und Orthomolekularen Medizin, die ich fachlich vehement vertrete, eine große Bedeutung ein.

Ernährungsphysiologische Mangelzustände im Organismus können mit bestimmten Micronährstoffen behoben werden. Durch den Ausgleich der bioenergetischen Defizite mit speziellen Vitalstoffen gelingt es, Krankheiten und deren Verlauf rechtzeitig positiv zu beeinflussen.

Die Mitochondriale- und Orthomolekulare Medizin beschäftigt sich mit dem Biochemiehaushalt des Menschen und ist eine sehr effektive und notwendige Ergänzung der Schulmedizin. Bedauerlicherweise wird der große Stellenwert dieser neuen Therapierichtung zurzeit noch nicht entsprechend gewürdigt.

Die Ursache einer immunologischen Abwehrschwäche wird immer durch einen vorhandenen Mangel an verschiedenen Micronährstoffen verursacht. Serologische Untersuchungen haben bei meinen Patienten signifikante Mangelzustände an lebenswichtigen Antioxidantien bewiesen.

Die Mitochondriale- und Orthomolekulare Medizin bietet eine Vielfalt von Möglichkeiten, die Ursache - und nicht das Symptom - des erkrankten Organismus zu behandeln. Eine effektive Therapie ist nur unter Berücksichtigung aller Erkrankungen, der Substitution mit den erforderlichen Micronährstoffen und einer kontinuierlichen Compliance des Patienten möglich.

Die vielseitigen Stoffwechselfunktionen in unserem Organismus laufen nur dann störungsfrei und harmonisch ab, wenn alle erforderlichen Micronährstoffe täglich in ausreichender Dosis verfügbar sind, damit die immunologische Abwehr stabilisiert und erhalten bleibt. Nur so kann das Ziel eines präventiven und therapeutischen Gesamterfolges erreicht werden. Die oftmals große Minderversorgung der einzelnen Organe mit Vitalstoffen führt dazu, dass es bei einigen Patienten mehrere Monate dauern kann, bis die an diesen Vitalstoffen verarmten Depots wieder aufgefüllt sind. Antioxidantien benötigen eine gewisse Zeit, um unterversorgte oder erkrankte Organe in ihrer Leistung zu stabilisieren. Micronährstoffe haben die Aufgabe, die vielfältigen Funktionen und Strukturen der einzelnen Körperzellen zu aktivieren, zu verbessern und aufrecht zu erhalten. Ihr Wirkungspotential ist in keiner Weise mit denen von Medikamenten vergleichbar. Micronährstoffe wirken nur in einer optimalen Zusammensetzung synergistisch. Bereits ein geringer Mangel eines einzigen Wirkstoffes hemmt die Symbiose der betreffenden Stoffwechselfunktionen und verursacht langfristig die Entstehung von Erkrankungen.

Serologisch nachgewiesener Micronährstoffmangel einiger meiner Patienten bei folgenden Krankheiten: Leberparenchym-Schäden, Parkinson, MS, immunologische Abwehrschwäche zum Beispiel Allergie und

	Q10	Vitamin E	Vitamin A	Vitamin C	Vitamin B 5	Vitamin B 6	Vitamin B 12	Vitamin D 3	Folsäure	Lutein	Lycopin	Carnitin	Histidin	Arginin	Valin	Methionin	Tryptophan	Isoleucin
Normwerte	< 1,0 mg/l	6,0 - 29,0 mg/l	200 - 1500 µg/l	6,0 - 20, 0 mg/l	0,9 - 8,0 µmol/l	11,3 - 30,0 µg/l	220 - 960 pg/ml	> 50 nmol/l	3 - 17 ng/l	159 - 728 µg/l	100 - 800 µg/l	6,5 - 12,0 mg/l	79 - 121 nmol/ml	75 - 140 nmol/ml	190 - 350 nmol/ml	25 - 49 nmol/ml	34 - 90 nmol/ml	54 - 105 nmol/ml
von 178 Patienten wiesen einen Mangel auf	106	1	1	41	62	34	13	78	1	1	2	46	5	3	6	8	0	7

Durch die Erhebung eigener statistischer Daten von vielen serologischen Befunden konnte ich nachweisen, dass der überwiegende Anteil meiner neuen Patienten über gravierende Vitalstoffdefizite verfügt, die mit ihrer bisherigen Ernährung offenbar nicht ausgeglichen werden konnten. Bestimmte veränderte Lebenssituationen erfordern die Substitution spezieller Micronährstoffe, damit bei ursächlichen molekularen Mangelzuständen ein therapeutischer Nutzen implementiert wird. Wie bereits erklärt, können die biochemischen Funktionen in unserem Organismus nur dann störungsfrei und vollständig ablaufen, wenn alle Micronährstoffe in der entsprechenden Konzentration zu Verfügung stehen. Bereits beim Mangel eines einzigen Vitalstoffes machen sich negative Auswirkungen auf den gesamten Stoffwechsel bemerkbar, weil die Symbiose der biochemischen Funktionen unterbrochen ist. Deshalb müssen alle benötigten nutritiven Substanzen in sinnvoller Zusammenstellung und ausreichender Dosierung dem Körper zugeführt werden.

Welche Nährstoffe benötigt der Organismus?

Nachfolgend möchte ich kurz dokumentieren, welche Referenzwerte ideal sind und welche Beschwerden und Erkrankungen durch ein **Micronährstoff-Mangel-Syndrom** entstehen können.

Maculadegeneration, Cataract, Glaucom, Herzinsuffizienz, Arrhythmien, Gefäßsklerose, Hypertonie, Tumor. Rechts die vor der Therapie eingenommenen Medikamente.

Lysin	Selen	Zink	Chrom	Kalium	Magnesium	Calcium	Eisen	erniedrigte Summe: Omega 3	erniedrigte Summe: Omega 6	Missverhältnis Summe Omega 3/Omega 6	erniedrigter Quotient aus gesättigten/ungesättigten Fettsäuren	erniedrigter Quotient aus Omega 6/Omega 3	Statine	ß-Blocker	Antikoagulantien	Diuretika	Protonenpumpenblocker	sonstige Medikamente	keine Medikamente
155 - 275 nmol/ml	89 - 168 µg/l	7,30 - 7,70 mg/l	< 3 µg/l	1750 - 1850 mg/l	34,0 - 36,0 mg/l	59,0 - 61,0 mg/l	440 - 480 mg/l	78 - 130 mg/l	895 - 1493 mg/l		1,12 - 1,47	11,8 - 14,4							
9	28	102	0	44	58	55	21	20	27	95	60	105	13	30	32	17	7	105	66

Vitamine und andere Vitalstoffe:	**Referenzwerte:**
Co-Enzym Q10-Mangel:	< 1,0 mg/l
Präventiv effektive Konzentration:	> 1,2 mg/l
Therapeutisch effektive Konzentration:	**> 2,5 mg/l**

Der Normwert gilt jedoch nur für junge gesunde Personen unter 40 Jahren, die noch selbst genügend Co-Enzym Q10 synthetisieren und es dem körperlichen Verbrauch anpassen können. Die erforderliche therapeutische Wirksamkeit von Ubichinon Co-Enzym Q10 im Organismus beginnt erst, wenn ein Blutspiegel von 2,5 Milligramm pro Liter und mehr erreicht wird. Liegen Energie verzehrende gesundheitliche Belastungen vor, ist es ratsam die Co-Enzym Q10-Konzentration im Blutplasma kontinuierlich zu steigern. Mit einer gezielten Anreicherung von Co-Enzym Q10 können mitochondriale Zellschädigungen und ihre belastenden Auswirkungen verhindert werden.

Der amerikanische Co-Enzym Q10-Forscher Dr. Emile G. Bliznakow bezeichnet das Co-Enzym Q10 als das **„Energie-Vitamin“**, weil es für die Bereitstellung von 95 Prozent der menschlichen Körperenergie verantwortlich ist. Bei einem Co-Enzym Q10-Verlust von zirka 25 Prozent entstehen erste Erkrankungen mit einer spürbaren Beeinträchtigung der Leistungsfähigkeit des Herzens und anderer energieabhängiger metabolischer Funktionen. Ein Co-Enzym Q10-Mangel von 75 Prozent bedeutet höchste Lebensgefahr. Erniedrigte Co-Enzym Q10-Spiegel führen zu einer reduzierten Syntheseleistung für ATP. Die Produktion dieses wichtigsten Energielieferanten ist für alle menschlichen Zellen und besonders für die Membranen der Mitochondrien und deren Fluidität nur unter Mithilfe von einem ausreichenden Co-Enzym Q10-Angebot möglich. ATP-Mangelzustände verursachen mitochondriale Zellschädigungen bei: **Herz, Leber, Lunge, Gehirn** und allen **energieabhängigen Organen**.

Als körpereigener Radikalfänger wirkt Co-Enzym Q10 beim Metabolismus der Lipide hochgradig antioxidativ und regeneriert hierbei das Vitamin E in der Lipidphase, ähnlich wie es von Vitamin C in der wasserlöslichen Phase wiederhergestellt wird. Co-Enzym Q10 und Vitamin E wirken synergistisch zur Verhinderung der destruktiven Lipidperoxidation. Infolge der ausgesprochen hohen antioxidativen Kapazität stabilisiert Co-Enzym Q10 die Zellmembranen und ermöglicht den uneingeschränkten Zell-zu-Zell-Transport von lebenswichtigen Molekülen. Eine optimale - vom Co-Enzym Q10-Spiegel abhängige - Kommunikation der Zellen untereinander ermöglicht eine bestmögliche Resorption von Arzneimitteln, so dass eine Reduzierung von Medikamenten bei gleicher Wirksamkeit möglich ist und damit das Potenzial der Nebenwirkungen verringert wird.

Vitamin E **Normwert: 6,0 - 29,0 mg/l**

Vitamin E ist ein wichtiges lipophiles Antioxidans und schützt mehrfach ungesättigte Fettsäuren vor aggressiven Sauerstoffradikalen. Die Erneuerung seiner antioxidativen Eigenschaft wird durch Vitamin C in der wässrigen und Co-Enzym Q10 in der Lipidphase ermöglicht. Als natürliches Antikoagulans stabilisiert es das gefäßerweiternde Stickstoffmonoxid (NO) und mindert nebenwirkungsfrei erhöhten Blutdruck. Ferner wirkt es antikarzinogen und heilend auf entzündliche Vorgänge. **Mangelzustände** verursachen: Cataract, Infektanfälligkeit, Tumorerkrankungen, Muskelatrophien, Morbus Alzheimer, Veränderungen des roten Blutbildes usw. Wegen der Speichermöglichkeit von Vitamin E im Gewebe konnte ich in meiner Praxis serologische Mangelzustände nur in einem Fall nachweisen.

Vitamin A **Normwert: 200 - 1500 µg/l**

Das fettlösliche Vitamin A beeinflusst das frühkindliche Wachstum, das Sehvermögen, den Aufbau der Schleimhaut, die Antikörperbildung und die Abwehr pathologischer Zellneubildungen. Mangelzustände entstehen bei: Arzneimittelnebenwirkungen, Alkoholabusus, Fehlernährung rein pflanzlicher Art, Leber- und Pankreaserkrankungen. Serologische Mangelzustände konnte ich bislang in meiner Praxis nicht feststellen.

Vitamin C **Normwert: 6,0 - 20,0 mg/l**

Erstrebenswert sind Werte über 20 Milligramm pro Liter. Niedrige serologische Konzentrationen von Vitamin C können sich am

Rande einer Avitaminose bewegen und gleiten unbehandelt in ein Skorbut ähnliches Krankheitsbild ab. Vitamin C hat eine zentrale Rolle in der immunologischen Abwehr und der Bekämpfung von Tumorzellen, weil unter seiner Mitwirkung ein natürlicher körpereigener Stoff produziert wird, der die Metastasierung von Krebszellen erschwert.

Vitamin C-Mangelzustände haben schädigende Auswirkungen auf die Leistungsfähigkeit des Immunsystems, der Allergieabwehr, der Blutgefäße, der Psyche, der Skelett- und Herzmuskulatur sowie des Sehorgans (Augenlinse und Augeninnendruck). Mangelzustände führen zu einer Carnitinverarmung in der Muskulatur des Skeletts, wodurch Muskelschwäche und Müdigkeit entstehen. Eine tägliche Einnahme von mehreren Gramm Vitamin C - in retardierter und besser noch magensaftresistenter Form - ist dringend indiziert, wenn der oben genannte orthomolekulare Referenzwert nicht erreicht wird.

Vitamin B5 (Pantothensäure) Normwert: 0,9 - 8,0 µmol/l

Die Pantothensäure gehört zu den wasserlöslichen Vitaminen als Bestandteil von Co-Enzymen, besonders von Co-Enzym A, dem unersetzlichen Enzym des Energiestoffwechsels. Ein **Mangel** an Vitamin B5 (Pantothensäure) verursacht Störung in der Biosynthese von Hormonen und Fettsäuren. Es resultieren: Kopfschmerzen, Abgeschlagenheit, Depressionen, Schlaflosigkeit, Reizbarkeit, Appetitlosigkeit, Magenschmerzen, gestörte Wundheilung, Schleimhautentzündungen, Hauterkrankungen, Störung des Immunsystems, Infektanfälligkeit, Muskelschmerzen, Herzklopfen, Anämie, Taubheitsgefühl, Brennen in den Unterschenkeln und Gelenken. Folgende Organe benötigen eine hohe Konzentration an Pantothensäure: Gehirn, Herz, Leber, Nieren und Nebennieren. Ein Großteil gesundheitlicher Probleme hängt offenbar auch mit einem Vitamin B5-Mangel zusammen, wie viele meiner serologischen statistischen Erhebungen beweisen: 30 Prozent meiner Patienten weisen einen Vitamin B5-Mangel auf. Eine zusätzliche Einnahme ist daher dringend indiziert.

Vitamin B 6 **Normwert: 11,3 - 30 µg/l**

Vitamin B 6 wird in unserem Organismus nicht gespeichert und muss täglich mit der Nahrung zugeführt werden. Für den reibungslosen Ablauf von über 100 enzymatischen Vorgängen ist es unabdingbar. Vitamin B6 sorgt für einen normalen Blutzuckerspiegel zwischen den Mahlzeiten, weil es Proteine und Kohlenhydrate zu Glucose umwandelt. Vitamin B6 ist erforderlich für die Synthese verschiedener Proteine zur Bildung von Kollagen und Neurotransmittern. Die Bildung von Hämoglobin und der Sauerstofftransport durch die roten Blutkörperchen kann nur mit einem ausreichenden Vitamin B6-Speicher im gesamten Organismus erfolgen. Chronische Erkrankungen verursachen einen **Vitamin B6-Mangel**. Aber auch in der Wachstumsphase von Kindern und Jugendlichen sowie bei ausgesprochen eiweißreicher Ernährung (bei Kraft- und Hochleistungssportlern) ist der tägliche Bedarf deutlich erhöht. Folgende Symptome können ein Hinweis auf einen Vitamin B6-Mangel sein: Erhöhte Homocystein- und Cholesterinwerte, verminderte Produktion von Antikörpern, Schwächung des Immunsystems mit asthmatischer Bronchitis, kribbeln in den Händen und Füßen, Muskelzucken, Depressionen, Angstzustände, Kopfschmerzen, Nervenentzündungen, Anämie, rissige Lippen und Mundwinkel, eine schmerzende violette Zunge, allergische Hautreaktionen wie Juckreiz, schmerzhafte Rötungen und Schuppenbildung.

Vitamin B12 **Normwert: 220 - 960 pg/ml**

Die metabolisch wirksame Form von Vitamin B12 wird in der Leber synthetisiert und ist an verschiedenen enzymatischen Prozessen im Stoffwechselgeschehen beteiligt. Bei Leberparenchymschäden durch Alkohol, Medikamente oder Viren wird diese Umwandlung gestört. **Mangelzustände** verursachen: Visusverlust (Opticusatrophie) und neurologische Ausfälle, Gedächtnisstörungen, Demenz, Psychosen, Stimmungsschwankungen, Reizbarkeit, Depressionen, geringe Leistungsfähigkeit und eingeschränkte Stresstoleranz, verminderte Resorption von Nährstoffen, Taubheitsgefühl und Kribbeln in den Gliedmaßen, Blutbildveränderungen (Erythro-, Leuko- und Thrombozytopenie),

Kurzatmigkeit und Gewichtsverlust, Weitere Ursachen eines Vitamin B12-Mangels sind: Rauchen, Nebenwirkungen von Medikamenten, Magen-, Darm-, und Pankreaserkrankungen, vegetarische Ernährung und hohes Alter. Eine zusätzliche Substitution von Vitamin B 12 verordne ich meinen Patienten in einem Kombinationspräparat.

Vitamin D3 **Normwert: > 50 nmol/l**

Vitamin D wird in den Keratinozyten der Haut unter Beteiligung des UV- Lichtes aus seinen Vorstufen synthetisiert. Dieses Vitamin ist abhängig von einer mindestens dreimal wöchentlich zirka 15-minütigen Sonnenexposition der Hände, Arme und des Kopfes. Vitamin D3 ist ein wichtiges fettlösliches Vitamin für unseren Organismus. Über 40 Prozent meiner serologisch untersuchten Patienten leiden an Vitamin D3-Mangel. Weil dieses Vitamin vorwiegend in Fischen, Butter, Eiern und Milch enthalten ist, weisen insbesondere strenge Vegetarier häufig einen Vitamin D3-Mangel auf. **Vitamin D3-Mangelsymptome** zeigen sich in unphysiologischen Calcium- und Phosphat-Blutspiegeln und führen zu Osteoporose und spontanen Knochenbrüchen, verstärkter Müdigkeit, unbegründeter Reizbarkeit, erhöhter Infektanfälligkeit, Schlafstörungen, Brust- und Dickdarm-Tumoren. Vitamin D3-Mangel wird unter anderem durch unzureichende Versorgung mit Micronährstoffen, geringer körperlicher Aktivität im Freien und generell mangelhafter Sonnenlichtexposition verursacht. Bei Überdosierung kann es zu einer Hypervitaminose kommen. Deshalb sollten Supplementierungen über 1000 I. E. nur unter ärztlicher Kontrolle erfolgen. Bei gleichzeitiger Substitution von anderen hochdosierten Micronährstoffen ist es in der Regel ausreichend, Vitamin D3 zwischen 250 bis 500 I. E. zusätzlich einzunehmen.

Folsäure **Normwert: 3,0 - 17,0 ng/l**

Folsäure gehört zu den B-Vitaminen und ist beteiligt an: Eiweiß- und DNA-Synthese, Zellteilungs- und Wachstumsabläufen, Blutbildung im Knochenmark und Homocysteinstoffwechsel. **Folsäuremangel** verursacht Anämie, Polyneuropathien,

Coloncarzinome, Schwangerschaftskomplikationen, Magen-, Darm-, und Hauterkrankungen sowie Homocysteinämie, eine Vorstufe der Gefäßsklerose.

Lutein **Normwert: 159 - 728 µg/l**

Die Carotinoide Lutein und Zeaxanthin, die Pigmente der Macula, schützen deren Photorezeptoren vor den schädlichen Einflüssen des energiereichen blauen Lichtes und vermindern - bei ausreichender Anreicherung in den lichtempfindlichen Zellen - die toxische Wirkung der Freien Radikale. Deshalb sind diese Carotinoide für die Erhaltung des Sehvermögens bei der Regeneration der Zäpfchen und Stäbchen, den eigentlichen Sinneszellen, von größter Bedeutung. Wegen fehlender Eigensynthese im menschlichen Körper müssen diese Carotinoide täglich zugeführt werden, besonders dann, wenn bereits erste erkennbare Schädigungen im sensorischen System vorliegen. Zeaxanthin kann aus Lutein synthetisiert werden, wenn es dem Organismus ausreichend im Überschuss zugeführt wird. In neuesten wissenschaftlichen Studien konnte ebenfalls ein schützender antioxidativer Effekt von Lutein belegt werden, insbesondere in Bezug auf arteriosklerotische Plaques in der Arteria Carotis (Halsschlagader). In Folge seiner ausgeprägten antioxidativen Kapazität wirkt es zusätzlich antikarzinogen. Bei unzureichendem **Lutein-Plasmaspiegel** ist eine zusätzliche Substitution dringend erforderlich.

Lycopin **Normwert: 100 - 800 µg/l**

Lycopin gehört zu den Carotinoiden mit einer intensiven Befähigung als Radikalfänger. **Lycopin-Mangel** verursacht ein erhöhtes Risiko, einen Herzinfarkt zu erleiden. In der großen europaweit durchgeführten EURAMIC-Studie konnte nachgewiesen werden, dass hohe Lycopin-Konzentrationen im Blutplasma und Fettgewebe das Herzinfarktrisiko um 48 Prozent reduzieren. Durch täglich hohe Substitutionen von Lycopin ist eine Verminderung erhöhter LDL-Cholesterinwerte möglich. Lycopin ist der stärkste Radikalfänger unter den Carotinoiden und wie neueste Untersuchungen bestätigen, ist es wegen seiner antikarzinogenen Wirkung eine hervorragende Substanz, die sowohl zur Prävention als auch in der Therapie bei Lungen-, Prostata-, Speiseröhren-, Magen-, Darm-, Brust- und Gebärmutterhalskrebs eingenommen werden sollte. Lycopin bietet ebenfalls Schutz vor photooxidativem Stress durch energiereiches UV-Licht und ist in der Kombination mit Lutein bei der Therapie der Maculadegeneration und der Cataract unverzichtbar.

Ein erhöhter Bedarf dieser beiden Carotinoide **Lycopin und Lutein** besteht bei: Oxidativem Stress, Maculadegeneration, Cataract, Diabetes mellitus, Tumorerkrankungen, Leber- und Pankreaserkrankungen, Mukoviszidose, Medikamenteneinnahme infolge deren Nebenwirkungen, Rauchen und übermäßigen sportlichen Betätigungen.

Carnitin **Normwert: 6,5 - 12,0 mg/l**

Carnitin ist ein essentieller Co-Faktor für den Fettstoffwechsel der Muskelzellen. Es ist ein körpereigenes Aminosäurenderivat und wird im menschlichen Organismus aus den Aminosäuren Lysin und Methionin synthetisiert. Bei diesem Vorgang werden die Micronährstoffe Eisen, Vitamin C und B6 sowie Niacin benötigt und müssen ausreichend zur Verfügung stehen.

Eine zusätzliche Nahrungsergänzung mit diesen Substanzen steigert die Synthese von Carnitin und beugt einem Mangel vor. Ausdauernde Beanspruchung der verschiedenen Muskelzellen verlangt eine ideale Verbrennung der Fette. Dies ist nur in Gegenwart von einem ausreichenden Carnitin-Spiegel realisierbar. Ausgeprägte **Carnitin-Mangelzustände** führen zu einem Zusammenbruch der Energieversorgung besonders des Herzmuskels und ziehen eine Herzinsuffizienz als Kardiomyopathie nach sich. Bei derart erkrankten Patienten ist die Carnitin-Konzentration im Myokard nachweislich deutlich erniedrigt. Die Herzleistung ist umso insuffizienter, je niedriger der Carnitin-Spiegel ist. Ähnliches gilt für Arrhythmien und Angina pectoris Beschwerden, die mit täglicher Substitution von Carnitin und anderen Micronährstoffen günstig und nebenwirkungsfrei beeinflusst werden.

Die Energiebilanz des menschlichen Körpers ist unter anderem von der idealen Fettverbrennung abhängig. In den Kraftwerken der Zellen, den Mitochondrien, werden die freien Fettsäuren im Zuge der Beta-Oxidation verbrannt. Sie können die Mitochondrien-Membranen zur Ausübung ihrer Funktion ohne bioenergetische Hilfe nicht durchdringen. Unter zu Hilfenahme von Carnitin werden die freien Fettsäuren in eine transportfähige Form umgewandelt, so dass sie in die Mitochondrien eindringen können und zusammen mit Co-Enzym Q10 die erforderliche Energie liefern. Wird Carnitin in ausreichend hoher Dosierung supplementiert, werden auch erhöhte Blutfettwerte harmonisch abgebaut, so dass Triglycerid- und Gesamtcholesterin-Spiegel gesenkt und HDL-Cholesterin angehoben werden.

Desgleichen aktiviert Carnitin den Umbau von Fett in Energie, wodurch körperliche Leistung und Ausdauer gesteigert werden. Vegetarische Ernährung, verschiedene Medikamente und Leistungssport führen langfristig zu einem Carnitinmangel im Organismus, falls nicht rechtzeitig ausreichend zusätzlich substituiert wird. Zirka 30 Prozent meiner serologisch untersuchten Patienten weisen einen Carnitinmangel auf.

Essentielle Aminosäuren

Histidin **Normwert: 79 - 121 nmol/ml**

Die essentielle Aminosäure Histidin ist bei der Biosynthese von Hämoglobin und der Resorption von Eisen und Zink erforderlich. Sie stabilisiert den Säure- Basenhaushalt, reduziert die Aggregation der Thrombozyten und ist eine der Schutzfaktoren bei entzündlichen und rheumatischen Gelenkerkrankungen, welche durch pathogene Immunkomplexe ausgelöst werden. Wegen der chelatisierenden (schwermetallbindenden) Fähigkeit verhindert Histidin die Ansammlung von Schwermetallen im Organismus. Hierdurch wird eine zusätzliche Schwächung des immunologischen Abwehrsystems verhindert. Ein Mangel führt zu Schäden im roten Knochenmark, zur rheumatoiden Arthritis und Schwächung des Immunsystems generell.

Arginin **Normwert: 75 - 140 nmol/ml**

Die bedingt essentielle Aminosäure Arginin regt die Produktion der weißen Blutkörperchen an, setzt Hormone frei und reduziert das Tumorwachstum.

Valin **Normwert: 190 - 350 nmol/ml**
Leucin **Normwert: 105 - 201 nmol/ml**
Isoleucin **Normwert: 54 - 105 nmol/ml**

Die essentiellen Aminosäuren Valin, Leucin, Isoleucin sind erforderlich bei dem körpereigenen Eiweißaufbau in der Skelett- und Herzmuskulatur. Desgleichen aktivieren sie den Proteinabbau und die Entgiftung des Abfallproduktes Ammoniak im so genannten Harnstoffzyklus. Leucin stimuliert die Produktion von Insulin und hilft den Aminosäuren, in die Muskelzellen zu gelangen. Mangelzustände entstehen bei: Leberparenchymschäden, Magen- und Darmerkrankungen (zum Beispiel Morbus Crohn), Abnahmediäten, extrem schweren körperlichen Arbeiten und Hochleistungssport.

Methionin **Normwert: 25 - 49 nmol/ml**

Die essentielle Aminosäure Methionin kann als Vorstufe von Cystein für die Synthese von Co-Enzym A genutzt werden. Co-Enzym A ist an einer Vielzahl von energieliefernden biochemischen Abläufen im Organismus beteiligt, insbesondere im gastrointestinalen Trakt. Im Magen-Darmtrakt wird das Co-Enzym A im Stoffwechsel der kurzkettigen Fettsäuren benötigt, unter anderem um einen antikanzerogenen Schutz der Darmschleimhaut zu ermöglichen.

Lysin **Normwert: 105 - 201 nmol/ml**

Die essentielle Aminosäure Lysin gehört zu den Bausteinen des kollagenen Fasergewebes und stabilisiert hierdurch die Blutgefäßwände und generell das Bindegewebe des gesamten Organismus. Ein Lysin-Mangel führt zu verminderter Flexibilität der Blutgefäße und ist mitverantwortlich für die Entstehung von Hypertonie und Arteriosklerose. Ein ausreichender Lysin-Spiegel im Blutplasma reduziert Triglyceride und Lipoprotein (a). Er schützt das arterielle

Endothel (Gefäßinnenhaut) vor sklerotischen Läsionen. Bereits Prof. Dr. Linus Pauling konnte bei einer täglich höheren Lysin-Substitution eine Minderung von Angina pectoris Beschwerden nachweisen. Zusätzlich fördert Lysin die Calciumaufnahme im Magen- und Darmtrakt. Dies führt zu einer positiven Calciumbilanz und ist die Grundlage der Biosynthese des Knochenaufbaus.

In der Prophylaxe der Cataract ist Lysin von enormer Wichtigkeit, weil es in der Lage ist, die Glykosylierung der Linsenproteine zu verhindern, die unter anderem den Grauen Star verursacht. Pathologisch aggressive Zellen scheiden bei ihrer Ausbreitung spezielle das Kollagen auflösende Enzyme aus. Hierdurch wird ein invasives Wachstum dieser Zellen und die Ausbreitung von Allergien, chronischen Entzündungen, Infektionskrankheiten, Arteriosklerose und Krebs im Organismus möglich. Die essentielle Aminosäure Lysin und die nicht essentielle Aminosäure Prolin neutralisieren unter Mithilfe von anderen Micronährstoffen diese für das Kollagen schädlichen Enzyme und stabilisieren insbesondere das Gewebe der Blutgefäße durch verstärkten Kollagenaufbau. Häufige Infektanfälligkeit mit Viren (Herpes usw.) sind oftmals Hinweise auf einen länger bestehenden Lysin-Mangel.

Erdnüsse sind unter anderem hervorragende Lieferanten von essentiellen Aminosäuren. Aber Vorsicht: Das hervorragende Lebensmittel Erdnuss (omnia in nuce, in der Nuss ist alles vorhanden) fördert bei zu intensivem Verzehr ungewollte Pfunde!

Selen **Normwert: 89 - 168 µg/l**

Selen ist ein unentbehrliches Spurenelement für unseren Organismus und schützt die Zellen vor dem Angriff der Freien Radikalen. Bei Schwermetallbelastungen ist Selen ein wirksames Gegenmittel, weil es diese bindet und über den Verdauungstrakt ausscheidet. Um die oxidativen Belastungen durch Rauchen, Quecksilber, Cadmium und Schokolade zu neutralisieren empfehle ich eine täglich zusätzliche Einnahme von Selen. Es wirkt antikarzinogen und antioxidativ. Tumor- und Autoimmunerkrankte weisen einen gravierenden Mangel von Selen auf, aber auch Herzkranke, Vegetarier, schwangere und stillende Frauen, sowie ältere Menschen. Außerdem besteht Selenmangel bei Infektionen, die durch Viren oder Bakterien verursacht werden. Selen sollte in der Therapie von Augenerkrankungen, koronaren Herzerkrankungen, bei chronischen Entzündungen, wie Morbus Crohn, rheumatischen Beschwerden, Diabetes mellitus, Muskelschwäche, Tumor-, Schilddrüsen- und allen degenerativen Erkrankungen in hoher Dosierung zusätzlich verabreicht werden. Wegen einer Interaktion mit Vitamin C muss die gleichzeitige Einnahme von anorganischem Selen (Natriumselenit) vermieden werden. Nur organisch-gebundenes Selen (an Spirulina platensis) kann bedenkenlos mit Vitamin C substituiert werden.

Zink **Normwert: 7,3 - 7,7 mg/l**

Zink, ein Spurenelement, ist als Bestandteil von über 200 Enzymen und Proteinen an zahlreichen Stoffwechselvorgängen beteiligt. Zinkabhängig ist nicht nur das Säure-Basen-Verhältnis im Organismus, sondern auch der Abbau von Alkohol im Blut. Zinkverlust wird durch verschiedene Erkrankungen, Medikamente und starkes Schwitzen verursacht und führt zu erhöhter Infektanfälligkeit, gestörter und verzögerter Wundheilung, mentaler Lethargie, Appetitlosigkeit, Geruchs- und Geschmacksempfindlichkeit, Depressionen, Psychosen, Aggressivität, Hyperaktivität, Haarausfall, Durchfall, Sehstörungen, Nachtblindheit und Darmresorptionsstörungen. Zinkmangel führt zu verminderter Resistenz gegen Umweltgifte und Schwellmetallbelastungen wie Amalgam. Zink wirkt antiinflammatorisch (entzündungshemmend) und antiallergisch, es reduziert die Histaminausschüttung, bindet Schwermetalle und sollte vor jeder Amalgamsanierung zusammen mit Selen in entsprechender Konzentration eingenommen werden. Zink besitzt die Fähigkeit, Quecksilber, Cadmium und Blei zu binden und diese auszuscheiden. Anorganische Zinksalze wie Zinkoxid und Zinksulfat bieten nur eine verminderte Bioverfügbarkeit ganz im Gegensatz zu Zinkorotat. Zink sollte nur kurzfristig als Monopräparat in höherer Dosierung über 50 Milligramm täglich eingenommen werden, weil es sonst zu Wechselwirkungen bei Calcium, Kupfer, Mangan und Eisen kommen kann. Zinkpräparate sollten am besten abends vor dem Schlafengehen mit ausreichend Flüssigkeit eingenommen werden.

Chrom **Normwert: < 3 µg/l**

Chrom ist ein essentielles Spurenelement, Bestandteil des Glukosetoleranzfaktors und unersetzlich im Glucose- und Lipidstoffwechsel. Täglich sollten 50 bis 100 Mikrogramm CR3 zugeführt werden. Mangelsymptome zeigen sich in: Schwierig einzustellendem Diabetes mit Schwächegefühl und Heißhunger auf Süßes, sowie Anstieg der Triglyceride.

Kalium **Normwert: 1750 - 1850 mg/l**

Der Mineralstoff Kalium ist mengenmäßig das wichtigste positiv-Ion (Kation) in den Zellen, die zirka 95 Prozent der gesamten Menge beinhalten. Die ideale Kalium-Menge im menschlichen Organismus sollte zirka 150 Gramm betragen. Ein Mangel im Blutplasma muss dringend ausgeglichen werden. Kalium ist unter anderem verantwortlich für die Regulierung des Gleichgewichtes der Elektronen und für die Verteilung der verschiedenen Moleküle in den Zellen aller Organe. Um das exakte Verhältnis zwischen intra- und extrazellulärem Kaliumbestand aufrecht zu erhalten, benötigen wir eine tägliche Kalium-Zufuhr von etwa 2 bis 3 Gramm. Die besten Kaliumspender in der Nahrung sind: Bananen, Obstsäfte, Nüsse, Mandeln, Fisch, Pell-Kartoffeln, Vollkornprodukte, Broccoli, Feldsalat, Linsen und insbesondere Soja. Sie bieten pro 100 Gramm zwischen 400 und 600 Milligramm und mehr Kalium. Von diesen Nahrungsmitteln sollte insgesamt ein gutes Pfund pro Tag gegessen werden. Kaliummangel führt zu Störungen im Erregungsleitungssystem von Muskeln und Nerven. Hieraus resultiert: Muskel- und Herzschwäche, Arrhythmien, Hypertonie, Verdauungsstörungen wie Obstipation bis zum Ileus (Darmverschlingung). Die Ursache für Kaliummangel sind: Alkohol, verschiedene Medikamente (besonders Laxantien und Diuretika), Durchfall, Erbrechen, häufiges Schwitzen infolge körperlicher Arbeit und Sport, Nieren-, Magen- und Darmerkrankungen, Hypertonie und Herzerkrankungen.

Magnesium **Normwert: 34,0 - 36,0 mg/l**

Magnesium ist neben Kalium das bedeutendste Mineral für die Zell-zu-Zell-Kommunikation. Weil die intrazelluläre Magnesiumkonzentration 13-mal höher als im Blutplasma sein muss, kann in den Zellen - besonders dann, wenn sich die Referenzwerte der Serumkonzentration im unteren Normbereich befinden - trotzdem eine Magnesiumverarmung vorhanden sein. Magnesiummangel ist für eine Vielzahl von Beschwerden verantwortlich, wie zum Beispiel Atemnot, Angst, psychische Befindlichkeitsstörungen, Schwindel, Kopfschmerzen, Migräne, Arrhythmien, Übelkeit, funktionelle Magen- und Darmkrämpfe, Durchfälle, Krämpfe, Taubheitsgefühl und Kribbeln in den Händen (Parästhesien).

Im Hinblick auf das Kollagengewebe von Gefäßen, Herz, Knochen und Gelenken bewirkt die Kombination von Magnesium und Orotsäure einen hervorragenden Schutz und verstärkt nachhaltig die antioxidative Leistung insbesondere des Immunsystems bei Stressbelastung. Die unverzichtbare intrazelluläre ATP-Synthese (als unersetzlicher Bestandteil des Co-Enzym A) wird durch die Orotsäure stimuliert und transportiert das Magnesium an seinen Bestimmungsort. Deshalb ist generell die Einnahme von Orotat-Magnesium in der Therapie äußerst wichtig und sehr hilfreich. Stressbelastungen von Organen und Gewebestrukturen ziehen vermehrt das intrazelluläre Magnesium aus den Zellen. Erfolgt eine ausreichende Einnahme von Orotat-Magnesium, werden zelluläre und enzymatische Mangelzustände vermieden und die hohe Magnesium-Konzentration in den Zellen aufrecht erhalten. Weil es auf die Bioverfügbarkeit des elementaren Anteiles eines Präparates ankommt, empfehle ich deshalb die Einnahme eines speziellen hochdosierten Orotat-Magnesiums.

Bioverfügbarer elementarer Anteil von Magnesium-Präparaten

Folgendes muss berücksichtigt werden: Bei der Substitution von Magnesium ist darauf zu achten, wie hoch der bioverfügbare elementare Anteil des betreffenden Produktes ist. Zum Beispiel verfügt ein 500 Milligramm Magnesiumpräparat lediglich nur über einen Bruchteil des täglichen Bedarfs. Deshalb muss von diesem Präparat eine deutlich größere Menge eingenommen werden, um dem täglichen Bedarf zu genügen. Dieser liegt bei einem gesunden Menschen bei 400 Milligramm. Alkohol, Medikamente und verschiedene Stoffwechselerkrankungen fördern eine zusätzliche, deutliche Magnesiumausscheidung über die Nieren, so dass eine höhere Zufuhr unbedingt erforderlich ist. Herz-, Leber-, Muskel- und Pankreaserkrankungen, vegetative Dystonie, Depressionen, Erbrechen, Schwitzen und schwere körperliche Belastungen benötigen einen erheblichen Mehrbedarf von bioverfügbarem Magnesium.

Aus therapeutischen Gründen ist die Resorption der meisten Magnesium- Produkte unzureichend. Nur die Verbindung mit der Orotsäure schafft ideale Voraussetzungen für die wichtige intrazelluläre Anreicherung von Magnesium. Deshalb habe ich ein neues an die Orotsäure gebundenes Präparat entwickeln lassen, welches mein Mitochondriales-Orthomolekulares Therapiekonzept vervollständigt.

Gute therapeutische Erfahrungen habe ich mit täglichen Dosierungen zwischen 400 bis 1000 Milligramm Orotat-Magnesium gemacht.

Calcium **Normwert: 59,0 - 61,0 mg/l**

Bezogen auf den menschlichen Körper ist Calcium im Hinblick auf seine vorhandene Menge das wichtigste Mineral. Calcium ist in unserem Organismus überwiegend in den Knochen und den Zähnen vorhanden. Mangelzustände entstehen durch Vitamin D-Mangel, hohen Kaffeegenuss, Alkohol, starken Stress und Medikamente. Calciummangel verursacht: Herzrhythmusstörungen, Parästhesien (Kribbeln), Parodontose, Osteoporose, Muskelkrämpfe, erhöhte Blutungsneigung und Übererregbarkeit des Nervensystems (Nystagmus), Müdigkeit, Kopfschmerzen, Depressionen, Leistungsschwäche, Nägel-, Haare- und Hautprobleme. Milchprodukte sind sehr reich an Calcium, können jedoch vielfach den täglichen Bedarf zwischen 800 bis 1000 Milligramm nicht ausgleichen. Bei einer zusätzlichen Supplementierung von Calcium kann der Organismus maximal nur 250 Milligramm verwerten. Aus diesem Grund sind mehrmalige Einnahmen pro Tag erforderlich. Bitte achten Sie darauf, Calcium und Magnesium nicht gleichzeitig zu substituieren, weil sie sich als Gegenspieler im Stoffwechsel in ihrer Wirkung gegenseitig aufheben können. Empfehlenswert ist auch die gleichzeitige Einnahme von Vitamin C. Es erhöht die Calciumresorption im Darm.

Eisen **Normwert: 440 - 480 mg/l**

Eisen, ein wichtiges Spurenelement, ist mit einer Gesamtmenge von 4 bis 5 Gramm im Organismus vorhanden und sorgt im Blut für den Transport von Sauerstoff und Elektronen. Der überwiegende Anteil des Eisens ist in den Erythrozyten als Bestandteil des Hämoglobins enthalten und dient der Aufnahme, dem Transport und der Abgabe des Sauerstoffs. Eisenmangel hat gravierende Folgen für Sinnes-, Gehirn-, Immun- und Muskelzellen. Eisenmangel wird verursacht durch: Verschiedene Nebenwirkungen von Medikamenten, Leistungssport, rein vegetarische Ernährung (wegen reduzierter Resorption des Eisens aus pflanzlichen Lebensmitteln), Blutungen, chronische Entzündungsprozesse und spezielle Eisen verbrauchende Tumore. Folgende Beschwerden können durch Eisenmangel hervorgerufen werden: Kopfschmerzen, Müdigkeit, Schwindel, Herzklopfen, Infektanfälligkeit, Magen-Darmbeschwerden, Wachstumsstörungen, Muskelschmerzen und Dysregulation des Wärmehaushaltes. Eisenlieferanten sind: Fleisch, Weizenvollkorn, Haferflocken, Eier, Trockenobst, Gemüse, Linsen und Soja. Durch eine tägliche zusätzliche Vitamin C-Substitution wird die intestinale Eisenresorption deutlich gesteigert, so dass sich die Eisenwerte in kurzer Zeit normalisieren. Eine Überdosierung von Eisen führt zu gastrointestinalen Beschwerden mit Durchfällen, Übelkeit und Obstipation.

Zur allgemeinen Erläuterung verschiedener pathogener Werte bei Gefäßsklerose hier die idealen Referenzwerte des kardiovaskulären Risiko-Profils und der verschiedenen Fettsäuren.

Kardiovaskuläres Risikoprofil	Normwerte
Cholesterin	< 5,17 mmol/l
HDL	> 0,9 mmol/l
LDL	< 4,9 mmol/l
Triglyceride	< 2,83 mmol/l
Homocystein	0,77 - 2,0 µg/ml
Fibrinogen	1,8 - 3,5 g/l
CRP hochsensitiv	< 5,1 mg/l
Apolipoprotein A1	1,10 - 2,3 g/l
Apolipoprotein B	0,60 - 1,45 g/l
Lipoprotein A	< 35 mg/dl
Lipidperoxidation	< 200 µmol/l
Anitoxidative Kapazität	242 - 392 µmol/l

Gesättigte Fettsäuren	Normwerte
Myristinsäure	< 70 µg/ml
Palmitinsäure	350 - 870 µg/ml
Stearinsäure	200 - 910 µg/ml
Lignocerinsäure	10 - 50 µg/ml
Einfach ungesättigte Fettsäuren	
Myristoleinsäure	< 10 µg/ml
Palmitoleinsäure	15 - 68 µg/ml
Ölsäure	400 - 1200 µg/ml
Nervonsäure	20 - 70µg/ml
Mehrfach ungesättigte Fettsäuren	
a-Linolensäure	4 -15 µg/ml
Eicosapentaensäure	3 - 36 µg/ml
Docosahexaensäure	25 - 80 µg/ml
Linolsäure	750 - 1300 µg/ml
y-Linolensäure	5 - 23 µg/ml
Docosapentaensäure	< 25 µg/ml
Arachidonsäure	20 - 400 µg/ml
cis-8,11,14-Eicosatriensäure	30 - 90 µg/ml
Summe Fettsäuren	
Summe gesättigte Fettsäuren	630 - 1450 µg/ml
Summe einfach ungesättigte Fettsäuren	475 - 1300 µg/ml
Summe Omega-3-Fettsäuren	78 - 130 µg/ml
Summe Omega-6-Fettsäuren	895 - 1493µg/ml
Quotient gesättigte/ungesättigte Fettsäuren	1,21 - 1,47
Quotient Omega 6- /Omega 3-Fettsäuren	11,8 - 14,4

Zur Aufrechterhaltung verschiedener äußerst wichtiger Stoffwechselabläufe ist ein bestimmtes Mengenverhältnis zwischen den essentiellen Fettsäuren **Omega-6 zu Omega-3** erforderlich. Beide Fettsäuren konkurrieren in ihrem Stoffwechsel um die gleichen Enzyme und verdrängen sich gegenseitig aus den Zellmembranen, zu Lasten von Omega-3-Fettsäuren.

Wenn auch der absolute serologische Omega-3-Wert im Normbereich liegt, müssen - um den Quotienten zu idealisieren -

täglich vermehrt Omega-3-Fettsäuren in hoher Dosierung supplementiert werden, damit die äußerst wichtige protektive Wirkung von Omega-3 - hinsichtlich kardiologischer- und serologischer Erkrankungen - zur Entfaltung kommen kann. Ein Missverhältnis bezüglich des Quotienten zwischen den Fettsäuren Omega-6 und Omega-3 fördert, wie bei einer Gefäßsklerose, die Engstellung der Blutgefäße. Auch die Arterien im kardiologischen Bereich sind davon betroffen, so dass je nach Überschuss von Omega-6-Fettsäuren Beschwerden im Sinne einer Angina pectoris und ähnlichem auftreten können.

Jod

Das essentielle Spurenelement Jod ist unersetzlich bei der Synthese von Schilddrüsenhormonen. Der immense Jodmangel in Deutschland entstand während der Eiszeit. Das vorhandene Jod wurde aus dem Gestein heraus gewaschen und ins Meer gespült. Dies begründet den Jodreichtum der Ozeane. Um eine verminderte Produktion der Schilddrüsenhormone auszugleichen, versucht der Organismus, diesen Mangel mit Vergrößerung des Schilddrüsengewebes zu beheben. Das unbefriedigende Ergebnis ist die Struma (Kropf), eine Hypothyreose mit folgenden Beschwerden: Leistungsschwäche infolge von vermindertem Sauerstoffumsatz, Kältegefühl wegen Störung im Wärmehaushalt. Dies führt in der Schwangerschaft zu fehlerhafter frühkindlicher Entwicklung verschiedener Organe, wie Kretinismus und geistiger Reifungsstörung, Totgeburten und Säuglingsmortalität. Empfehlenswert sind je nach Lebensalter 50 bis 200 Mikrogramm Jod pro Tag.

Das C-reaktive Protein **Normwert: < 5,1 mg/l**

Das CRP ultrasensitiv = C-reaktives Protein. Dieses wurde klassisch: Akute- Phase-Protein genannt. Es ist ein hochsensibles voraussagendes, serologisches Merkmal bei allen akuten, entzündlichen oder oftmals auch chronischen degenerativen Prozessen im Organismus. Erhöhte CRP-Werte sind bei bakteriellen Infekten, immunologisch bedingten Entzündungen, Verletzungen, nach Operationen und Zellschädigungen durch Absterben von Zellen, Veränderungen im Blutgefäßsystem zum

Beispiel bei Hypertonie und akuten kardiovaskulären Problemen nachweisbar.

Eine dauerhafte Unterversorgung des Organismus mit essenziellen Micronährstoffen verursacht langfristig irreversible Schäden. Zur Regeneration der immunologischen Abwehr ist eine längerfristige Substitution spezieller antioxidativ wirkender Micronährstoffe in sinnvoller Konzentration dringend indiziert.

Das Ziel der orthomolekularen Medizin ist die Behandlung der Ursache von Krankheiten. Mit dieser Micronährstoff-Therapie bin ich in der Lage, meinen Patienten eine schonende Behandlung anbieten zu können, die es langfristig ermöglicht, oftmals überflüssige Medikamente auf ein sinnvolles Maß zu reduzieren.

Der menschliche Organismus ist einzig und allein aus ernährungsphysiologischen Molekülen aufgebaut. Diese Vitalstoffe müssen für die Dauer des Lebens in ausgeglichener harmonischer Symbiose zu einander erhalten bleiben. Jede das Energiereservoir verzehrende Tätigkeit verbraucht eine Vielfalt dieser lebenswichtigen Vitalstoffe. Deshalb empfehle ich Ihnen, sie täglich in angemessener Konzentration zuzuführen. Weil unsere alltägliche Standart-Ernährung einige wichtige und antioxidativ wirkende Nährstoffe in unzureichender Menge anbietet, halte ich eine tägliche Substitution für jeden von uns dringend erforderlich. Ein Mangel auch nur eines Vitalstoffes begünstigt Erkrankungen. Ein Beispiel - das jeder kennt - Jodmangel verursacht Unterfunktion der Schilddrüse und Bildung des Kropfes (siehe Jod).

Information über die so genannte Abhängigkeit von Micronährstoffen

Auf die mir häufig gestellte Frage einer eventuellen Abhängigkeit von so genannten Vitalstoffen möchte ich hierzu wie folgt Stellung nehmen und nochmals die Ursachen auflisten, wie es dazu kommen kann.

Bei jahrzehntelanger korrekter Lebensführung und idealer Ernährung ohne angeborene Erkrankungen oder serologische Defizite, benötigt der menschliche Körper nur selten zusätzlich hochkonzentrierte Nährstoffe.

Körperliche Beschwerden sind immer ein Zeichen eines Micronährstoff-Mangel-Syndroms, welches in einem Fehlverhalten des Stoffwechsels begründet ist. In dieser Situation ist es sinnvoll, die falsche Ernährung oder die übermäßige Belastung auf das erforderliche gesunde Maß zu reduzieren. Meistens gelingt dies nicht. Jetzt erwartet der Patient Hilfe von den hochgelobten Medikamenten. Nun beginnt eine Abhängigkeit von diesen Arzneimitteln, die jedoch den Organismus infolge ihrer Nebenwirkungen zusätzlich belasten. Diese schädlichen Störfaktoren versucht die konventionelle Medizin mit weiteren Arzneien zu neutralisieren. Das medizinische Paradoxon - im Sinne eines Hexenkessels - hat begonnen.

Eine spezielle serologische Untersuchung deckt den Mangel verschiedener erforderlicher Antioxidantien auf. Nur die Mitochondriale- und Orthomolekulare Medizin ist in der Lage, langfristig ein bestehendes microbiologisches Defizit auszugleichen. Dieses Ziel wird mittels einer zusätzlichen Substitution von Micronährstoffen erreicht. Bis zur kompletten Anreicherung der Depots ist selbstverständlich eine gewisse Abhängigkeit von diesen Vitalstoffen unvermeidlich, ähnlich, wie mit unserem Essen und Trinken. Auch hier ist, wenn man so will, eine Abhängigkeit zum lebenslangen Aufrechterhalten aller Stoffwechselvorgänge erforderlich.

Falls die Rückkehr zur idealen Lebenshaltung gelingen sollte - in den meisten Fällen bleibt dieser Wunschtraum eine Illusion - und ein Vitalstoffmangel nicht mehr nachzuweisen ist, kann auf eine zusätzliche Substitution von Nahrungsergänzungsmitteln verzichtet werden. Die angebliche Abhängigkeit ist dann beendet. Dennoch wird eine gewisse Art von Abhängigkeit bestehen bleiben. Entweder man nimmt nebenwirkungsintensive Medikamente oder man entscheidet sich für die nebenwirkungsfreien, aber trotzdem sehr wirkungsvollen Naturstoffe.

KAPITEL 7

RISIKOFAKTOREN

Kardiovaskuläre Risiko-Faktoren

Seit einigen Jahren wird das Cholesterin verstärkt - aber zu Unrecht - als eine der Hauptursachen für Herz-Kreislauf-Erkrankungen eingestuft. Bereits vor einigen Jahrzehnten konnte in den so genannten arteriosklerotischen Plaques das Cholesterin in nur 10 prozentiger Konzentration nachgewiesen werden. Daraus resultierte der Irrglaube, dieses Molekül sei im hohen Grade mitverantwortlich für die Entstehung der Gefäßsklerose und aller aus ihr resultierenden Erkrankungen, wie: Angina pectoris, Herzinfarkt, Apoplex, Lungenembolie, Hypertonie.

Die Arteriosklerose entsteht primär aus einem hämodynamischen Problem. Infolge des oftmals schwankenden arteriellen hypertonen Überdrucks entstehen Läsionen vorwiegend in den Arterien. Diese eigentlich minimalen Verletzungen werden vom Organismus - besonders wenn ein Mangel an speziellen Antioxidantien vorliegt - unzureichend repariert. Bindegewebs-Wucherungen und unkontrolliertes Wachstum von Muskelzellen aus den Gefäßwandschichten sind überschießende Notreparaturen und führen zu Ablagerungen, den arteriosklerotischen Plaques. Diese verengen und versteifen besonders das Gefäßlumen der Arterien. Um die von den Organen angeforderte Blutmenge durch diese Engstellen zu pumpen, muss das Herz den Blutdruck weiterhin erhöhen. Es entsteht ein Kreislauf ohne Ende.

Folgende Faktoren begünstigen ursächlich das Entstehen der Arteriosklerose: Nikotinmissbrauch, Adipositas, Bluthochdruck, Diabetes, Bewegungsmangel, nicht bewältigter chronischer Stress und eine unzureichende Versorgung des Organismus mit essentiellen Proteinen, Co-Enzym Q10, Vitamin C, Vitamin B3, Omega-3-Fettsäuren, Orotat-Magnesium und anderen Micronährstoffen.

Cholesterin

Der Cholesterinspiegel unterliegt starken Schwankungen. Der wechselnde Bedarf des überaus wichtigen Stresshormons Cortisol verursacht diese Schwankungen, die zur vermehrten sinnvollen Produktion des Cholesterins beitragen. Das Cholesterin allein ist nicht primär an der so genannten Gefäßsklerose beteiligt, wie oftmals behauptet, sondern die ungesunde Lebensweise führt zum Aufbau der Plaques. Falls diese das Blutgefäßsystem zusätzlich belastenden Faktoren nicht vorhanden sind, wird die Indikation einer cholesterinsenkenden Behandlung in vielen Fällen überflüssig und sogar schädlich. Eine unnötige Senkung des Cholesterinspiegels erhöht deutlich das Risiko für Herzinfarkt und Krebs. Die heutige mit einer Vielzahl verordneter Arzneien forcierte Behandlung angeblich zu hoher Cholesterinwerte verfehlt ihr Ziel und ist kontraproduktiv. Die Indikation zu einer cholesterinsenkenden Behandlung ist erst ab 400 Milligramm pro Deziliter gegeben. (Quelle: Prof. Dr. Walter Hartenbach; Die Cholesterinlüge.)

Ein angeblich krankhaft erhöhter Serum-Cholesterin-Spiegel ist niemals die Ursache von kardiovaskulären Erkrankungen, weil pathologisch oxidiertes Cholesterin lediglich die Folgeerscheinung eines langjährig bestehenden **Micronährstoff-Mangel-Syndroms** bei falscher Ernährung und Lebensweise ist.

Die modernen Cholesterinsenker, so genannte Statine oder CSE-Hemmer, reduzieren die körpereigene Synthese von Cholesterin und von Co-Enzym Q10 durch die Hemmung eines Enzyms, welches zur Bildung von Mevalonsäure erforderlich ist. Diese wird zur Biosynthese sowohl von Cholesterin, als auch von Co-Enzym Q10 benötigt. Wenn nun die körpereigene Herstellung von Cholesterin durch den Cholesterinsenker vermindert wird, entsteht gleichzeitig ein Mangel an Co-Enzym Q10, obwohl es für die Energiegewinnung in den Mitochondrien aller Zellen unverzichtbar ist. Wissenschaftler haben nachgewiesen, dass Patienten mit Herzinsuffizienz besonders einen deutlichen Mangel an Co-Enzym Q10 aufweisen. Wird bei derart Erkrankten die sowieso hochgradig verringerte Eigenproduktion von Co-Enzym Q10 durch CSE-Hemmer zusätzlich verhindert, verschlechtert sich das kardiologische Krankheitsbild ganz erheblich, weil in der Herzmuskulatur das dringend benötigte Co-Enzym Q10 um bis zu 75 Prozent vermindert wird. Eine derart geringe Co-Enzym Q10- Konzentration in den Mitochondrien führt zum Zelltod (Apoptose).

Aus meiner Sicht ist es ein Kunstfehler, wenn bei einer Rezeptierung von CSE-Hemmern nicht gleichzeitig Co-Enzym Q10 in hoher Dosierung verordnet wird.

Nicht das für unseren Organismus lebenswichtige Cholesterin ist die Ursache der Arteriosklerose, sondern die heutige körperfeindliche, gleichgültige und vorwiegend genussorientierte Lebensweise in den Industrienationen. Zudem unterliegt der Cholesterinspiegel starken Schwankungen. Das überaus wichtige Stresshormon Cortisol verursacht einen wechselnden Bedarf, der zur vermehrten sinnvollen Produktion des Cholesterins beiträgt. Nicht das Cholesterin ist primär an der so genannten Gefäßsklerose beteiligt. Im Vordergrund steht eine mangelhafte unzureichende Erkenntnis zur Durchführung einer ausgewogenen Lebensführung verbunden mit dem fehlenden Willen und der unzureichenden Kraft, diese Zielsetzung zum Wohle der eigenen Gesundheit zu erreichen.

Eine generelle Cholesterinsenkung führt nicht zu der Beseitigung einer Gefäßsklerose.

Ein anhaltender Vitamin C-Mangel hat gravierende negative Auswirkungen auf das schützende Kollagen der Blutgefäße und ist unter anderem die Ursache von Hypertonie und Arteriosklerose. Zwischen Bluthochdruck und niedrigen Vitamin C-Konzentrationen gibt es einen Zusammenhang. Vitamin C wirkt nicht nur blutdrucksenkend - aber nur bis zum idealen Normwert und nicht tiefer - sondern hat außer seiner gefäßstabilisierenden Eigenschaft auch eine ausgeprägte antithrombotische Wirkung für das Gerinnungssystem. Die körpereigene Wirkung von Prostacyclin wird erhöht und die Thrombozyten-Aggregation verringert. Die fibrinolytische Aktivität (Auflösung kleiner Blutgerinnsel) wird gesteigert, und Fibrinogen wird gesenkt. Je höher die Konzentration von Vitamin C im Blutplasma ist, umso niedriger sind überschießende pathogene gerinnungsfördernde Faktoren.

Blutdruck

Bis in die 70er Jahre des 20. Jahrhunderts wurde die Höhe des systolischen Blutdrucks nach Alter plus 100 festgelegt. Diese Werte entsprachen positiven Erfahrungen vergangener Jahrzehnte. Die oberste Grenze sollte bei zirka 160 mm Hg liegen, auch bei Senioren über 60 Jahre. Für den unteren diastolischen Wert wurden Empfehlungen von zirka 80 mm Hg empfohlen. Patienten, die diese Idealwerte deutlich und konstant überschritten, wurde Magnesium verordnet und geraten, ihre Lebensweise zu verändern. Sie sollten Genussgifte wie Tabak vermeiden, das Gewicht durch weniger Essen reduzieren (FdH wurde angestrebt) und die körperliche Aktivität intensivieren. Falls eine massive Gefäßsklerose das Krankheitsbild prägte - und diese Patienten waren 70 bis 80 Jahre alt - durfte der Blutdruck auch bis 180 mm Hg ansteigen, damit eine ausreichende Durchblutung der lebenswichtigen Zentren des Gehirns weiterhin gewährleistet wurde. Zu damaliger Zeit traten Erkrankungen, wie Schlaganfall usw. eher seltener auf als heute.

Blutdrucksenkende Medikamente wurden wegen vorausschauender Rücksicht auf mögliche Nebenwirkungen nicht primär eingesetzt. Als völlig nebenwirkungsfreies Mittel der Wahl galt Magnesium seit langem als wirksames antihypertensives Therapeutikum. Dieses Mineral senkt den Blutdruck nicht plötzlich oder schlagartig im Sinne eines Kollaps, wie es einige heutige künstliche Chemikalien ermöglichen. Magnesium wirkt behutsam. Weil es dem Organismus als Substanz nicht unbekannt ist, entwickelt er dagegen keine Antikörper. Es entstehen keine Nebenwirkungen.

Der systolische Blutdruckwert hat in bezug auf Gefäßsklerose keine typische vorrangige Aussagekraft. Entsprechend der Größe der physischen oder psychischen Belastungen ist er bei allen Menschen essentiellen starken Schwankungen unterworfen und darf sich - um die Anforderungen des Organismus zu bewältigen - im oberen Grenzwert bewegen, ohne von blutdrucksenkenden Medikamenten daran gehindert zu werden. Von therapeutischer Wichtigkeit ist vor allem der diastolische, der so genannte Entspannungsdruck. Dieser sollte konstant unter 100 mm Hg liegen. Ist dieser Wert zu hoch, kann er mit der zusätzlichen Einnahme von Orotat-Magnesium harmonisch reduziert werden, ohne gleich mit konventionellen Medikamenten aufzuwarten, die mit einer Vielzahl von Nebenwirkungen weitere Medikationen erfordern und somit langfristig zu einer sehr nebenwirkungsintensiven Abhängigkeit führen.

Essentielle Hypertonie

Auch bei Jugendlichen gibt es „Blutdruck-Abnormitäten“, deren Ursache nicht entschlüsselt werden kann. Deshalb werden diese Veränderungen „essentiell“ genannt. Essentiell bedeutet: Krankheitsbild ohne erkennbare Ursache. Die Titulierung „essentiell“ ist Zeichen einer diagnostischen Ratlosigkeit. Das heißt: Dieser Organismus benötigt ohne erkennbaren Grund höhere Blutdruckwerte als allgemein für diesen Lebensabschnitt festgelegt wurde. Offenbar gibt es Altersgruppen, bei denen sich der Blutdruck den wechselnden Gegebenheiten des Organismus anpassen muss, auch wenn der aktuelle Wert dem angeblichen Idealmaß nicht entspricht. Auch bei Senioren ist nicht immer bewiesen, dass erhöhte Blutdruckwerte pathologisch sind. Für diesen speziellen Patienten können sie essentiell sein, weil eine veränderte cerebrale Microzirkulation diese Durchblutungsstärke benötigt. Deshalb sollte dieser vermutlich essentielle Blutdruck nicht krampfhaft reduziert werden.

Der systolische Idealwert ist in den letzten Jahren ständig neu definiert worden und soll heute bei zirka 120 mm Hg liegen. Mit allen verfügbaren Medikamenten wird versucht, darüber liegende Werte zu senken bis ein Blutdruck entsteht, der früher als therapiebedürftiger Unterdruck bezeichnet wurde.

Wie schädlich ist eine Hypotonie?

Ein ausgeprägter niedriger Blutdruck - oftmals bewusst durch

Medikamente oder unbewusst durch Flüssigkeitsmangel verursacht - begünstigt cerebrale Mangel-Durchblutungen. Hierdurch entstehen Cephalgien (Migräne), Schwindelgefühle, Ohrgeräusche (Tinnitus) und letztendlich auch die trockene Maculadegeneration. Die heutige blutdrucksenkende Tendenz, systolische Werte von höchstens 120 mm Hg anzustreben, fördert eine unzureichende Microzirkulation in den empfindlichen Organen. Insbesondere bei bestehender Gefäßsklerose wird eine Minderdurchblutung in den sensorischen und cerebralen Zentren so wie anderen sensiblen Organen verursacht.

Insbesondere bei Hypotonie ist eine gesundheitsfördernde Applikation verschiedener antioxidativ wirkender Micronährstoffe erforderlich. Zu deren optimalen metabolischen Umsetzung sind große Flüssigkeitsmengen (3 bis 4 Liter pro Tag), vorzugsweise in warmer Form, nötig.

Hypertonie

Gesunde, nicht sklerotisch veränderte Arterien transportieren pulsierend dank ihrer uneingeschränkten Beweglichkeit den Blutstrom vom Herz in die Peripherie. Wird diese erforderliche Flexibilität der Gefäßwandungen vermindert, zum Beispiel infolge beginnender Adernverhärtung bei Gefäßsklerose, muss der Herzmuskel - durch Erhöhung des systolischen Drucks - die „Pumparbeit" der Gefäße ersetzen. Dies führt langfristig zur Hypertonie, die in vielen Fällen mit der herkömmlichen Schulmedizin therapieresistent ist.

Jegliche Form von Übergewicht ist eine zusätzliche Belastung. Es erfordert vom Herz eine erhöhte Pumparbeit, obgleich der Herzmuskel infolge des Alterungsprozesses in seiner Dauerleistung bereits eingeschränkt ist. Jeder Herzschlag verursacht nun Druckänderungen besonders in den herznahen Arterien, die sich mittels der Elastizität ihrer Gefäßwände diesen Druckschwankungen anpassen müssen. Diese durch das Übergewicht bedingte kardiale Mehrarbeit verursacht Läsionen in der Gefäßintima. Es entwickeln sich die gefürchteten Plaques. Die Arterien werden eingeengt und der Blutdruck muss nochmals angehoben werden. Wiederum ein Kreislauf ohne Ende.

Beispiel-Therapieplan eines Patienten mit Hypertonie ohne Betarezeptorenblocker Micronährstoff-Composition nach Dr. med. Fahl				
	1. - 4. Woche	5. - 8. Woche	9. - 12. Woche	13. - 16. Woche
Morgens zum Frühstück				
chromatographiertes Q10 100 mg	1	1	2	2
retardiertes magensaftresistentes Vitamin C 250 mg	2	3	4	5
hefefreies Selen, gebunden an Spirulina platensis 30 µg	2	3	3	3
freies Lutein 9 mg	1	1	1	1
Sekundäre Pflanzenstoffe + OPC 100 mg	1	1	1	1
Basis-Komplex	1	1	1	1
L-Carnitin 500 mg	2	3	3	3
gereinigte Omega-3-FS 500 mg	2	3	3	3
Lycopin 5 mg	1	1	1	1
Orotat-Magnesium 200 mg	1	1	1	1
Mittags				
chromatographiertes Q10 100 mg	-	-	1	1
retardiertes magensaftresistentes Vitamin C 250 mg	2	3	4	5
hefefreies Selen, gebunden an Spirulina platensis 30 µg	2	3	3	3
freies Lutein 9 mg	1	1	1	1
Sekundäre Pflanzenstoffe + OPC 100 mg	1	1	1	1
Basis-Komplex	1	1	1	1
L-Carnitin 500 mg	2	3	3	3
gereinigte Omega-3-FS 500 mg	2	3	3	3
Lycopin 5 mg	2	2	2	2
Orotat-Magnesium 200 mg	1	1	1	1
Abends				
chromatographiertes Q10 100 mg	1	1	1	1
retardiertes magensaftresistentes Vitamin C 250 mg	2	3	4	5
hefefreies Selen, gebunden an Spirulina platensis 30 µg	2	3	3	3
freies Lutein 9 mg	1	1	1	1
Sekundäre Pflanzenstoffe + OPC 100 mg	1	1	1	1
Basis-Komplex	1	1	1	1
L-Carnitin 500 mg	1	1	1	1
gereinigte Omega-3-FS 500 mg	2	3	3	3
Lycopin 5 mg	1	1	1	1
Orotat-Magnesium 200 mg	1	1	1	1
zur Nacht				
retardiertes magensaftresistentes Vitamin C 250 mg	2	3	4	5
Sekundäre Pflanzenstoffe + OPC 100 mg	1	1	1	1
gereinigte Omega-3-FS 500 mg	2	2	2	2
Orotat-Magnesium 200 mg	1	1	1	1

Gefäßsklerose

Infolge des oftmals schwankenden arteriellen hypertonen Überdrucks entstehen Läsionen vorwiegend in den Arterien. Diese eigentlich minimalen Verletzungen werden vom Organismus - besonders wegen Mangel an speziellen Antioxidantien - unzureichend repariert. Bindegewebs- Wucherungen und unkontrolliertes Wachstum von Muskelzellen aus den Gefäßwandschichten sind überschießende Notreparaturen und führen zu Ablagerungen, den arteriosklerotischen Plaques. Diese verengen und versteifen besonders das Gefäßlumen der Arterien. Hierdurch wird die benötigte Flexibilität zur „Eigen-Pump-Arbeit der Arterien" auf Dauer nachweislich stark eingeschränkt. Um die von den Organen angeforderte Blutmenge durch diese verhärteten Engstellen zu pumpen, muss das Herz den Blutdruck weiterhin erhöhen. Es entsteht ein Kreislauf ohne Ende.

Triglyceride

Die Hypertonie bei Übergewicht wurzelt unter anderem in erhöhten Triglyceridwerten. Diese Neutralfette dienen dem Organismus als Fettspeicher. Ein erwachsener Mensch verfügt über zirka 15 bis 20 Kilogramm Triglyceride als Depot für nahrungsarme Zeiten. In den übersättigten Industrienationen ist eine Fettreserve für Notzeiten nicht mehr erforderlich. Dennoch werden diese Triglyceridspeicher permanent angereichert. Dies führt zu Übergewicht und den Problemen der Gefäßsklerose. Eine Senkung von Triglyceriden kann unter anderem mit einer hohen Dosis Omega-3-Fettsäuren (5 bis 10 Gramm täglich) innerhalb von wenigen Wochen erreicht werden, wenn gleichzeitig eine Bereitschaft des Patienten vorhanden ist, gewisse belastende Faktoren seitens seiner Lebensweise zu reduzieren. Rein wissenschaftlich ist erwiesen, dass Triglyceride bis zum Normalwert im Organismus synthetisiert werden. Pathologische Werte entstehen durch übermäßig falsche Ernährung, besonders aus tierischen Fetten. Außerdem sind verschiedene Nebenwirkungen von Medikamenten in der Lage, die körpereigene Syntheseleistung deutlich zu forcieren und die Konzentration der Triglyceride im Blutplasma pathologisch zu erhöhen.

Beispiel-Therapieplan eines Patienten zur Senkung von hohen Triglyceriden **Micronährstoff-Composition nach Dr. med. Fahl**				
	1. - 4. Woche	5. - 8. Woche	9. - 12. Woche	13. - 16. Woche
Morgens zum Frühstück				
chromatographiertes Q10 100 mg	1	1	1	1
retardiertes magensaftresistentes Vitamin C 250 mg	2	4	6	8
hefefreies Selen, gebunden an Spirulina platensis 30 µg	2	2	2	2
freies Lutein 9 mg	1	1	1	1
Sekundäre Pflanzenstoffe + OPC 100 mg	1	1	1	1
Basis-Komplex	1	1	1	1
L-Carnitin 500 mg	2	2	3	3
gereinigte Omega-3-FS 500 mg	3	4	5	6
Lycopin 5 mg	1	1	1	1
Orotat-Magnesium 200 mg	1	1	1	1
Mittags				
chromatographiertes Q10 100 mg	-	-	1	1
retardiertes magensaftresistentes Vitamin C 250 mg	2	4	6	8
hefefreies Selen, gebunden an Spirulina platensis 30 µg	2	2	2	2
freies Lutein 9 mg	1	1	1	1
Sekundäre Pflanzenstoffe + OPC 100 mg	1	1	1	1
Basis-Komplex	1	1	1	1
L-Carnitin 500 mg	2	2	2	2
gereinigte Omega-3-FS 500 mg	3	4	5	6
Lycopin 5 mg	2	2	2	2
Orotat-Magnesium 200 mg	1	1	1	1
Abends				
chromatographiertes Q10 100 mg	1	1	1	1
retardiertes magensaftresistentes Vitamin C 250 mg	2	4	6	8
hefefreies Selen, gebunden an Spirulina platensis 30 µg	2	2	2	2
freies Lutein 9 mg	1	1	1	1
Sekundäre Pflanzenstoffe + OPC 100 mg	1	1	1	1
Basis-Komplex	1	1	1	1
L-Carnitin 500 mg	1	1	1	1
gereinigte Omega-3-FS 500 mg	3	4	5	6
Lycopin 5 mg	1	1	1	1
Orotat-Magnesium 200 mg	1	1	1	1
zur Nacht				
retardiertes magensaftresistentes Vitamin C 250 mg	2	3	4	5
gereinigte Omega-3-FS 500 mg	2	2	2	2

Homocystein

Während der Synthese der wichtigen Aminosäuren Cystein und Taurin aus der essentiellen Aminosäure Methionin entsteht im menschlichen Organismus das Homocystein (HC) als überflüssiges Nebenprodukt. Ein ausreichendes Angebot von Vitamin B6, B12, C und Folsäure ermöglicht eine Rücksynthese zu Methionin. Ein Mangel dieser Antioxidantien führt zu einem pathologischen Überschuss von Homocystein.

Um ein pathologisches Ansteigen der HC-Werte zu verhindern, benötigt der Organismus die oben genannten Vitamine allerdings im Überschuss. Liegt diesbezüglich eine unzureichende Versorgung vor, entsteht eine metabolische Störung, die zusammen mit permanentem oxidativem Stress zur Erhöhung des Homocysteins führt und langfristig atherogen wirkt. Eine Homocysteinämie führt zu einer Endothelveränderung im Sinne einer entzündlichen endothelialen Dysfunktion. Diese bewirkt vasosklerotische Veränderungen wie Thrombose, Apoplex und kardiovaskuläre Insulte. Homocystein verstärkt das atherogene Potenzial von Lipoprotein a = Lp (a), weil beide hinsichtlich ihrer negativen vasosklerotischen Wirkung gleichermaßen die Sklerose fördern und das Plasminogen hindern, abgelagertes Fibrin in den Arterien aufzulösen.

Infolge einer hierdurch beginnenden Gefäßsklerose steigt die Gefahr, an Thrombosen zu erkranken. Um HC und Lp (a) zu reduzieren, ist das Erreichen des unteren Grenzwertes nicht ausreichend. Nur mittels langfristiger Substitution von Antioxidantien im Überschuss ist das Ziel, eine Harmonie der idealen Referenzwerte zu erreichen, möglich.

Methionin wird überwiegend aus tierischen Proteinen mit der Nahrung aufgenommen. Um erhöhten Homocysteinwerten vorzubeugen, empfiehlt sich eine reduzierte Aufnahme von Fleisch (besonders von domestizierten Schlachttieren), Milch, Käse und anderem. Dennoch ist eine ausreichende Aufnahme der essentiellen Aminosäure Methionin lebenswichtig, die bei vorwiegend vegetarischer Ernährung nicht gegeben ist. Deswegen bevorzugen Vegetarier vorwiegend Milchprodukte in der Annahme, ausreichend mit tierischen Proteinen und Vitaminen versorgt zu sein. Es ist jedoch ein Trugschluss anzunehmen gemüse- und obstreichen Ernährungen würden den erforderlichen täglichen Vitaminbedarf garantieren.

Vegetarische Kost ist wegen verschiedener Behandlungsvorgänge an den erforderlichen Vitaminen nachhaltig verarmt.

Fibrinogen

Fibrinogen begünstigt thrombotische Ablagerungen in den Blutgefäßen. Diese Pathogenität verstärkt das kardiovaskuläre Risiko bei bestehender Hypertonie und Gefäßsklerose. Einen wirksamen Schutz vor pathogenem Fibrinogen bietet Vitamin C. Es wirkt nicht nur blutdrucksenkend, sondern hat außer seiner Gefäß stabilisierenden Eigenschaft auch eine ausgeprägte antithrombotische Wirkung und ist für die intakte Physiologie des Gerinnungssystems von herausragender Wichtigkeit. Vitamin C erhöht die körpereigene Wirkung von Prostacyclin. Hierdurch verringert sich die Thrombozyten-Aggregation. Die fibrinolytische Aktivität (Auflösung kleiner Blutgerinnsel) wird erhöht und Fibrinogen wird gesenkt. Je höher die Konzentration von Vitamin C im Blutplasma ist, umso niedriger sind die pathologischen gerinnungsfördernden Faktoren. Auch die Vitamine B und E sowie die essentiellen Omega-3-Fettsäuren wirken in ähnlich physiologischer Weise intravasal gerinnungshemmend.

Apo-Lipo-Proteine (A oder B)

Die Apo-Lipo-Proteine (A oder B) sind Strukturproteine im Stützgerüst von HDL- beziehungsweise LDL-Molekül. Freie Radikale können diese Proteine derart verändern, dass aus dem eigentlich lebenswichtigen LDL-Cholesterin (infolge der Lipidperoxidation) eine die Arteriosklerose fördernde Substanz wird. Erhöhte oder verminderte Serumkonzentrationen führen zu Hyper- oder Hypo- Lipo-Proteinämien. Diese Störungen im Fettstoffwechsel bestehen bei verschiedenen Erkrankungen, wie: Diabetes, Adipositas, Leberzirrhose, Pankreatitis, Hypothyreose,

Nierenerkrankungen, bei Alkoholismus und medikamentös infolge hormonaler Kontrazeptiva. Eine Erfolg versprechende Therapie liegt in Behandlung der Grundkrankheit, Gewichtsreduzierung und fettarmer Diät.

Lipoprotein A

Der biochemische Aufbau von Lipoprotein (a) = Lp (a) ähnelt dem LDL- Cholesterin mit dem Unterschied eines zusätzlichen Proteinmoleküls, dem Apolipoprotein (a). Dieses dichtet (nach Prof. Linus Pauling) als Ersatz für einen unzureichenden Vitamin C-Spiegel Verletzungen im Blutgefäßsystem ab. Eine unphysiologische Anreicherung im Blutplasma führt zu einer überschießenden Wundheilung mit dem Resultat einer Einengung des Gefäßlumens. Die Mainzer Professoren G. Thews und E. Mutschler bescheinigen dem Lp (a) ein außergewöhnlich starkes Arterioskleropotenzial. Das Lipoprotein (a) hat die größte Aussagefähigkeit in Bezug auf die Problematik von Herzkreislauf-Erkrankungen und deren negativen Wirkungen auf das gesamte Blutgefäßsystem. Hierzu gehört auch die so genannte Macula, weil deren Funktionieren von einer idealen Durchblutung und der Zufuhr der notwendigen Micronährstoffe abhängig ist. Bei einem erhöhten Lp (a) entwickelt sich eine Arteriosklerose mit der Tendenz zum Herzinfarkt, Apoplex, Lungenembolie und Degenerationen im sensorischen Bereich (neovaskuläre Maculadegeneration). Freie Radikale greifen die Struktur der Lipoproteine an und verändern das darin enthaltene Cholesterin, die ungesättigten Fettsäuren und das Eiweiß Lipoprotein (B). Durch diese Reaktion mit den Freien Radikalen wird das für den Organismus wichtige LDL- Cholesterin zu einer potenziellen atherogenen Substanz. Wenn gleichzeitig Lp (a) erhöht ist, steht es in proportionaler Beziehung zu der Häufigkeit vom Auftreten kadiovaskulärer Erkrankungen.

Der Lp (a)-Wert sollte möglichst unter 20 Milligramm pro Deziliter liegen. Ist das Lp (a) erhöht auf 30 oder 40 Milligramm pro Deziliter beginnt die Arteriosklerose mit der Tendenz zu Thrombosen wie Herzinfarkt oder Schlaganfall. Der wünschenswerte, für ein langes gesundes Leben erforderliche

Abbau des Lp (a) wird durch die tägliche und kontinuierliche Einnahme von retardiertem magensaftresistentem hochdosiertem Vitamin C und anderen orthomolekularen Substanzen erreicht.

Herzerkrankungen

Herzrhythmusstörungen

Herzrhythmusstörungen können durch verschiedene Ursachen ausgelöst werden, wie zum Beispiel eine jahrelange Verarmung des Organismus an Micronährstoffen, die für eine intakte Herzphysiologie lebenswichtig sind. Eine gestörte Psychoimmunologie, permanente Stressbewältigung, Hypertonie, koronare Herzerkrankungen, Herzinfarkt, Überfunktion der Schilddrüse, Unverträglichkeit von Medikamenten (Herzglykoside, Spasmolytika, Psychopharmaka, Kalium-sparende Diuretika usw.), aber auch bestimmte Genussmittel wie etwa Kaffee, Tabak und Alkohol können Arrhythmien hervorrufen. Eine Auswahl spezieller Micronährstoffe ist in der Lage, die negativen Impulse eines in seiner Funktion eingeschränkten Sinusknotens positiv zu beeinflussen. Sie sind befähigt, auf diesen physiologischen Schrittmacher des Herzschlages stabilisierend einzuwirken, Fehlsteuerungen im Herzen zu kompensieren und sogar rückgängig zu machen. Die wichtigsten Vitalstoffe sind: Co-Enzym Q10, Carnitin, Orotat-Magnesium, Lysin, Prolin, Omega-3-Fettsäuren, Vitamin C, Folsäure, Vitamin B-Komplex, Nicotinamid, Pantothensäure, Vitamin E, und Selen. Neue Studien belegen, dass auch Carotinoide, insbesondere das Lutein, Lycopin und sekundäre Pflanzenstoffe zunehmend zur Verbesserung von kardiovaskulären Erkrankungen und zur Stabilisierung der Herzleistung beitragen.

Viele Patienten leiden unter einer bereits deutlich eingeschränkten Lebensqualität. Besonders diese verspüren nachhaltig positive Reaktionen infolge Einnahme der Micronährstoffe. So werde ich häufig in großes Erstaunen versetzt, wenn plötzlich stark belastende Nebenwirkungen, die jahrelang andauerten, in kurzer Zeit reduziert oder gar verschwunden sind. Die Erklärung liegt auf der Hand. Um reibungslos arbeiten zu können, sind unsere Organe auf eine ideale Zusammenstellung der erforderlichen Micronährstoffe mit aufbauender und antioxidativer Wirkung angewiesen. Fehlt auch nur ein Wirkstoff in der microbiologischen Symbiose, entstehen Fehlsteuerungen, die belastende Auswirkungen für den Patienten haben können. Heute ist wissenschaftlich erwiesen, dass kardiovaskuläre Erkrankungen und andere auf einen jahrzehntelangen Mangel verschiedener Vitalstoffe zurück zu führen sind. Dennoch findet dieser Tatbestand bei den heutigen Therapeuten noch keine ausreichende Berücksichtigung, um Nahrungsergänzungen in die Behandlung einzubinden. Viele für den Organismus lebenswichtige Vitalstoffe werden leider durch die Einnahme von konventionellen Medikamenten in ihrer Wirkungsweise reduziert, so dass hierdurch eine optimale Funktion des Immunsystem nicht mehr gewährleistet ist. Es entwickelt sich ein gefährlicher Kreislauf hinsichtlich einer Unterversorgung mit den unersetzlichen lebenswichtigen Micronährstoffen.

Bei der Therapie von Herzpatienten empfiehlt es sich, Folgendes zu beachten:

Wegen der massiven Nebenwirkungen von Betarezeptorenblockern halte ich eine begleitende Therapie mit Co-Enzym Q10 für unabdingbar. Eine Reduzierung beziehungsweise ein Absetzen des Betablockers darf erst dann ausschleichend erfolgen, wenn eine konstante serologische **Co-Enzym Q10-Konzentration von mehr als 2,5 Milligramm pro Liter** besteht.

Zu beachten ist, dass ein seit längerer Zeit eingenommener Betablocker nicht plötzlich abgesetzt werden darf, sonst könnte ein so genannter Rebound-Effekt entstehen. Das heißt: Der Blutdruck steigt plötzlich unphysiologisch stark an und es kommt zu Hochdruckkrisen. Um dies zu verhindern, muss das Medikament, wie nachfolgend erläutert, äußerst langsam und vorsichtig in kleinen Dosierungen über einen längeren Zeitraum ausgeschlichen werden. Mit der Reduzierung des Betablockers darf erst begonnen werden, wenn 4 Wochen lang täglich 100 Milligramm Co-Enzym Q10 appliziert worden sind.

Mein Reduzierungsschema eines Betarezeptorenblockers bei einem Patienten, der das Medikament bereits seit vielen Jahren einnahm und jetzt hochdosierte Micronährstoffe substituiert.

- In der 5. Woche wurde die Tagesdosis von 100 Milligramm Co-Enzym Q10 auf 200 Milligramm erhöht.
- Der Betablocker wurde gleichzeitig um 1/4 Tablette reduziert.
- In der 6. bis 8. Woche wurde erneut der Betablocker um 1/4 Tablette reduziert und Co-Enzym Q10 auf 300 Milligramm erhöht.
- In der 9. bis 10. Woche wurde erneut der Betablocker um 1/4 Tablette reduziert und Co-Enzym Q10 auf 400 Milligramm erhöht.
- Ab der 11. Woche wurde nur jeden 2. Tag 1/4 Tablette des Betablockers eingenommen.
- Ab der 12. Woche wurde nur jeden 3. Tag 1/4 Tablette des Betablockers eingenommen.
- Ab der 13. Woche konnte der Betablocker abgesetzt werden.

Es empfiehlt sich, regelmäßig den Blutdruck zu kontrollieren. Bei einem eventuellen plötzlichen Blutdruckanstieg empfehle ich meinen Patienten zusätzlich eine Substitution von 400 Milligramm Orotat-Magnesium.

Zur Fortführung der Behandlung ist es erforderlich, überflüssige Medikamente behutsam zu reduzieren, damit eine effektive Therapie mit den Micronährstoffen erfolgen kann. Nimmt der Patient gleichzeitig mehrere Medikamente ein, ist zu prüfen, welche Arznei bezüglich ihrer Nebenwirkungen die meisten Beschwerden verursacht, damit entschieden werden kann, welches Präparat zu erst reduziert wird. Wegen Kumulation können belastende Nebenwirkungen von Medikamenten fortbestehen, obwohl das Präparat bereits abgesetzt wurde. Dies gilt besonders für ACE-Hemmer.

Ich empfehle meinen Patienten immer eine langfristige einschleichende Substitution von Micronährstoffen über mehrere Wochen bis zu einem halben Jahr, um das Potenzial der

Nebenwirkungen von Medikamenten zu reduzieren. Zu beachten ist auch die Anfangsdosis der einzelnen Substanzen. Hier muss auch unter Berücksichtigung aller Medikamente und deren Nebenwirkungen mit kleinen Dosierungen begonnen werden, um eventuelle Interaktionen mit Arzneien zu vermeiden. Eine entsprechende Dosisanpassung sollte bei allen Medikamenten in Betracht gezogen werden, bis diese auf ein erträgliches Maß

Beispiel-Therapieplan eines Herz-Patienten

	1. - 4. Woche	5. - 8. Woche	9. - 12. Woche	13. - 16. Woche	17. - 21. Woch
Zum Frühstück					
chromatographiertes Q10 Vita Q10 100 mg Kapseln	1	1	2	2	2
retardiertes magensaftresistentes Vitamin C Vita C retard 250 mg Kapseln	2	4	6	8	12
hefefreies Selen, gebunden an Spirulina platensis Vita Selen, hefefrei 30 µg Tabletten	1	2	3	4	5
freies Lutein VisaVital Lutein 9 mg Kapseln	1	1	1	1	1
Sekundäre Pflanzenstoffe + OPC VisaNorm + OPC 100 mg Kapseln	1	1	1	1	1
Basis-Komplex VitaVital BasisKomplex Kapseln	2	2	2	2	2
L-Carnitin Vita L-Carnitin 500 mg	2	3	4	4	4
gereinigte Omega-3-FS Vita Omega-3-FS 500 mg Kapseln	2	3	4	4	4
Lycopin Vita Lycopin 5 mg Kapseln	2	2	2	2	2
Orotat-Magnesium VitaVital Orotat-Magnesium 200 mg	1	1	1	1	1
Mittags					
chromatographiertes Q10 Vita Q10 100 mg Kapseln	-	-	1	1	2
retardiertes magensaftresistentes Vitamin C Vita C retard 250 mg Kapseln	2	4	6	8	12
hefefreies Selen, gebunden an Spirulina platensis Vita Selen, hefefrei 30 µg Tabletten	1	2	3	4	5
freies Lutein VisaVital Lutein 9 mg Kapseln	1	1	1	1	1
Sekundäre Pflanzenstoffe + OPC VisaNorm + OPC 100 mg Kapseln	1	1	1	1	1
Basis-Komplex VitaVital BasisKomplex Kapseln	2	2	2	2	2
L-Carnitin Vita L-Carnitin 500 mg	2	2	3	4	4

Zusätzlich ordinierte ich viermal täglich einen Teelöffel säurefreies gepuffertes Vitamin C-Pulver.

reduziert sind oder gänzlich darauf verzichtet werden kann, weil durch die Micronährstoffe das bioenergetische Defizit im Organismus ausgeglichen werden kann.

Bei jeder Therapie ist zu beachten, dass sich das Säure-Basenverhältnis im Organismus die Waage hält. Der pH-Wert sollte zwischen 7,2 und 7,4 tendieren.

Micronährstoff-Composition nach Dr. med. Fahl					
ereinigte Omega-3-FS ita Omega-3-FS 500 mg Kapseln	2	3	4	4	4
ycopin ita Lycopin 5 mg Kapseln	2	2	2	2	2
rotat-Magnesium itaVital Orotat-Magnesium 200 mg	1	1	1	1	1
bends					
romatographiertes Q10 ita Q10 100 mg Kapseln	-	1	1	1	2
tardiertes magensaftresistentes Vitamin C ita C retard 250 mg Kapseln	2	4	6	8	12
efreies Selen, gebunden an Spirulina platensis ta Selen, hefefrei 30 µg Tabletten	1	2	3	4	5
ies Lutein saVital Lutein 9 mg Kapseln	1	1	1	1	1
kundäre Pflanzenstoffe + OPC saNorm + OPC 100 mg Kapseln	1	1	1	1	1
sis-Komplex taVital BasisKomplex Kapseln	2	2	2	2	2
Carnitin a L-Carnitin 500 mg	1	1	1	1	1
einigte Omega-3-FS ta Omega-3-FS 500 mg Kapseln	2	3	4	4	4
copin a Lycopin 5 mg Kapseln	2	2	2	2	2
otat-Magnesium aVital Orotat-Magnesium 200 mg	1	1	1	1	1
Nacht					
rdiertes magensaftresistentes Vitamin C a C retard 250 mg Kapseln	2	4	6	8	12
undäre Pflanzenstoffe + OPC aNorm + OPC 100 mg Kapseln	1	1	1	1	1
einigte Omega-3-FS a Omega-3-FS 500 mg Kapseln	2	2	2	2	2
opin a Lycopin 5 mg Kapseln	1	1	1	1	1
otat-Magnesium aVital Orotat-Magnesium 200 mg	1	1	1	1	1

Orotat-Magnesium kann bei kardiovaskulären Erkrankungen, insbesondere bei Herzrhythmusstörungen je nach Bedarf, bis 1200 Milligramm täglich substituiert werden. Magnesium ist ein natürlicher Calciumantagonist. Wegen seiner Gefäß erweiternden Wirkung senkt es signifikant den Blutdruck, verhindert hypertone Spasmen in den Herzkranzgefäßen und die Tendenz zu Arrhythmien. Die Blutgerinnung und erhöhte Blutfette werden durch Magnesium gleichermaßen positiv beeinflusst.

Herzerkrankte leiden oftmals neben Magnesium- auch unter Kaliummangel. Deshalb empfehle ich täglich 2 bis 4 Bananen, die ein idealer Kaliumspender sind. Zur Prophylaxe beim Gesunden reichen 1 bis 2 Bananen pro Tag.

Herzinsuffizienz

Die Herzinsuffizienz ist ein Leistungsdefizit des Pumpmechanismus. Sie äußert sich in einem Missverhältnis bezüglich des vom Organismus benötigten, mit Sauerstoff angereicherten zirkulierenden Blut und dem von der Herzmuskulatur maximal möglichen Angebot. Die Grundlage ist eine Leistungsschwäche der Herzmuskulatur, welche durch eingeengte Herzkranzgefäße nicht mehr ausreichend mit Sauerstoff versorgt wird. Dieses insuffiziente Herz ist nicht mehr in der Lage - bei plötzlich auftretenden erhöhten Anforderungen des Organismus - eine angepasste Förderleistung zu erbringen. Dies äußert sich in pectanginösen Beschwerden (Sauerstoffmangel) und Arrhythmie.

Eine andauernde Herzinsuffizienz führt zu einer Vergrößerung, Erweiterung und Erschlaffung des Herzens. Die herkömmliche konventionelle Medizin beschränkt sich im Allgemeinen bei der Behandlung der Herzinsuffizienz auf ACE-Hemmer, Diuretika und Digitalis ohne in Betracht zu ziehen, dass kardiovaskuläre Erkrankungen mit einem jahrzehntelangen Mangel verschiedener Micronährstoffe einhergehen. Bedingt durch die Nebenwirkungen dieser Medikamente wird das **Micronährstoff-Mangel-Syndrom** nochmals verstärkt. Hier beginnt ein gefährlicher Kreislauf. Bei einem chronisch geschwächten Herz entsteht wegen verminderter Rückpumpleistung eine vermehrte Ödembildung in den unteren Extremitäten. Diuretika vermindern die Ödeme (Stauungssymptome) durch forcierte Ausscheidung von Flüssigkeit. Der Organismus bezahlt diese künstliche Diurese mit dem unerfreulichen Resultat eines gravierenden Eingriffs in das microbiologische Gleichgewicht, einem folgenschweren Verlust von lebenswichtigen Micronährstoffen. Diese sind jedoch zur optimal funktionierenden Herzleistung unerlässlich, können Fehlsteuerungen im Herzen kompensieren und sogar rückgängig machen.

Patienten mit Herzinsuffizienz weisen einen deutlichen Mangel an Co-Enzym Q10 auf. Wird bei derart Erkrankten die sowieso sehr geringe Eigensynthese von Co-Enzym Q10 durch CSE-Hemmer (Cholesterin senkende Statine) zusätzlich verhindert, verschlechtert sich das kardiologische Krankheitsbild ganz erheblich, weil in der Herzmuskulatur das dringend benötigte Co-Enzym Q10 bis zu 75 Prozent vermindert wird. Dies bedeutet ein Absterben der Mitochondrien, Zelluntergang und Zunahme der Herzinsuffizienz.

KAPITEL 8

ERNÄHRUNG

Eine gesunde Ernährung ist das Fundament für lebenslanges Wohlergehen.

Falsche Ernährung führt zum Raubbau von lebenswichtigen Micronährstoffen und ist der Grundstein für die Entstehung einer Vielzahl von Zivilisationserkrankungen.

Nahrung

Unsere Nahrung bietet uns drei Formen zur Energiegewinnung: **Kohlenhydrate, Proteine** und **Fette**. Kohlenhydrate und Proteine enthalten pro Gewichtseinheit gleich viele Kalorien, während Fette dagegen doppelt so viele enthalten. Proteine (Eiweiß) und ihre Bausteine, die Aminosäuren, sind an einer Vielzahl aufbauender und abwehrender Funktionen beteiligt und werden sehr schnell im Organismus verbraucht. Sie liefern das Grundgerüst von Transport- und Strukturproteinen, Immunglobulinen, Hormonen, Enzymen und Neurotransmittern. Deshalb müssen sie täglich zugeführt werden. Pflanzliche Proteine sind im Gegensatz zu tierischen unvollständig, weil ihnen entweder eine oder mehrere der essentiellen neun Aminosäuren fehlen. Um deren Wirkungskraft zu entfalten, muss eine pflanzliche Ernährung ideal zusammengestellt werden, damit diese essentiellen Aminosäuren dem Körper komplett zum Aufbau der Proteinkörper zur Verfügung stehen. Eine solche ideale Kombination pflanzlicher Produkte ist äußerst schwierig und kaum durchführbar und verursacht oftmals Mangelerscheinungen. Dies kann anhand von serologischen Bestimmungen nachgewiesen werden.

Eine Ernährung nur mit Gemüse, Obst, Getreide usw. ist im Hinblick auf einen gesunden Eiweißaufbau im menschlichen Körper unvollständig. Bereits ein mäßiger Verzehr von tierischem

Protein in Milchprodukten, Eiern, Fisch und Fleisch gewährleistet eine ausreichende Versorgung mit essentiellen Aminosäuren und verschiedenen Mineralien und Spurenelementen, wie Calcium, Eisen, Zink, Chrom, usw. Daher werden bei rein pflanzlicher Kost dem Körper lebenswichtige Nährstoff-Elemente nicht in der idealen Zusammenstellung angeboten. So ist zum Beispiel ein Eisenmangel unter anderem die Folge einer rein-vegetarischen Ernährung. Diese verursacht signifikanten Mangel an Carnitin, Kreatin, Carnosin, Lysin und Taurin mit der Folge verschiedener Mangelsymptome, die sich unter anderem in generalisierter Muskelschwäche, Herzinsuffizienz, Lebererkrankungen und neurologischen Ausfallerscheinungen äußern.

Statistische Erhebungen beweisen mittels serologischer Befunde bei vielen meiner Patienten ernährungsbedingte Defizite. Leider haben sich nur wenige Laboratorien darauf spezialisiert, die äußerst aufwendigen Analysen im Bereich der Mitochondrialen- und Orthomolekularen Medizin durchzuführen.

Zur Energiegewinnung des menschlichen Organismus werden außer Kohlenhydraten und Eiweiß besonders Fette (Triglyceride, Neutralfette) benötigt, die als Energiereserve aus der Nahrung direkt als Körperfett eingelagert werden. Kohlenhydrate und Proteine müssen im Bedarfsfall erst in Fett umgewandelt werden. Übermäßige fetthaltige Nahrungszufuhr fördert bedauerlicherweise eine besonders rasche Gewichtszunahme mit allen ihren negativen Auswirkungen auf den Organismus, besonders wenn die Speisen vorwiegend aus gesättigten tierischen Produkten im Gegensatz zu den ungesättigten Fetten pflanzlicher Herkunft bestehen.

Zusätzlich ungünstig für den Organismus wirkt sich ein häufiger Verzehr von Nahrungsmitteln aus (4 bis 5 Mal am Tag). Diese andauernde Belastung für das Stoffwechselsystem verursacht eine konstante Überproduktion des Hormons Insulin, wodurch es zu einer Hypoglykämie (Unterzuckerung) mit Kollaps kommen kann. Die Unterzuckerung tritt etwa 2 bis 4 Stunden nach einer Mahlzeit auf und fördert den bekannten Heißhunger auf Süßes, den man umgehend befriedigen muss. Diese überforderte Insulinproduktion verursacht einen Dauerstress in den insulinproduzierenden Zellen des Pankreas. Hierdurch wird die Bauchspeicheldrüse in ihrer

Leistung erheblich erschöpft und Diabetes mellitus (Typ II) entwickelt sich aus dieser fehlerhaften nahrungsbedingten Überforderung, wie es heute bereits bei vielen Kindern und Jugendlichen der Fall ist. Um eine permanente unnötige Insulinsynthese zu vermeiden, sollte besonders auf die beliebten Zwischenmahlzeiten verzichtet werden. Eine maßvolle Nahrungsaufnahme, beschränkt auf 2 bis 3 Mal pro Tag, und die Einnahme von Magnesium, Vitamin C, dem Vitamin B-Komplex, Chrom und anderen micronutritiven Substanzen trägt dazu bei, die uneingeschränkte Syntheseleistung des Pankreas lebenslang zu erhalten.

Eine optimale Ernährung in der Kindheit und in den Jugendjahren ist die Voraussetzung für vollständiges körperliches Wachstum und optimale geistige Entwicklung. Bleibende organische Schäden,verursacht durch falsche Ernährung in jungen Jahren, bilden die Basis für chronische Erkrankungen im späteren Leben. In der Wachstumsphase ist der Bedarf an Proteinen und Energie eines Kindes sehr groß, weil Kinder und Jugendliche einen besonders hohen Grundstoffwechsel haben. Im Durchschnitt benötigt ein aktiver 15-jähriger zirka 4.000 Kalorien am Tag. Es ist das Doppelte des Energiebedarfs von Erwachsenen. In dieser Wachstumsphase sollten sowenig wie möglich gesättigte und gehärtete Fette verzehrt werden. Außerordentlich wichtig ist die Zufuhr von essentiellen und hoch ungesättigten Fettsäuren aus Pflanzenöl oder Fisch. Fettarme Milchprodukte, mageres Fleisch und Fisch führen zu einer idealen Eiweißzufuhr ohne die Energie- und Micronährstoffversorgung zu gefährden.

Ein übermäßiger Verzehr von raffiniertem Mehl und Zucker, denen wichtige Micronährstoffe und Nahrungsfasern fehlen, kann das Übergewichtsrisiko erhöhen. Ein gebotenes Maß an Zurückhaltung bei derartigen Speisen ist sicherlich für ein gesundes Wachstum des Jugendlichen mitverantwortlich. Ein kompletter Verzicht auf zuckerhaltige Nahrungsmittel im Speiseplan eines Heranwachsenden würde jedoch auch zu Wachstumsstörungen und einer ungenügenden Energieversorgung führen.

Der Bedarf an Micronährstoffen ist bei Jugendlichen sehr hoch, besonders in der frühen Pubertät. Teenager haben eine unzureichende Versorgung von micronährstoffhaltigen Nahrungsmitteln und somit einen häufigen Mangel an Vitamin C, B-Vitamine, Eisen, Zink, Selen und anderen. Der Speiseplan eines Kindes sollte viel Gemüse, Obst, Vollkornprodukte, fettarme Milchprodukte, mageres Fleisch, Geflügel, Fisch und reichlich Flüssigkeit (3 bis 4 Liter) in Form von Tees und nicht gekühltem Mineralwasser beinhalten. Zusätzlich empfehle ich die Einnahme von hochdosierten Micronährstoffen.

Süßigkeiten

Ein ständiger Verzehr von Süßigkeiten führt wegen der überschießenden Insulinproduktion zu Formen der Unterzuckerung. Raffinierter Zucker wird vom Organismus schnell aufgenommen und sofort verbrannt. Ein sofortiger Energieauftrieb ist die Folge. Nach Absinken des Blutzuckerspiegels kommt es zu einem Kreislauftief und Stimmungsschwankungen. Es entstehen Cephalgie, Depressionen, Schläfrigkeit und Antriebslosigkeit. Zuckerhaltige Nahrungsmittel rauben dem Organismus Vitamine, Proteine, Mineralien und wichtige Spurenelemente. Übermäßiger Zuckerkonsum verursacht langfristig eine Schwächung der immunologischen Abwehr und belastet hierdurch das seelisch-nervliche Gleichgewicht. Durch die Einnahme von Magnesium, Vitamin C, dem Vitamin B-Komplex, Chrom und anderen micronutritiven Substanzen kann die Blutzuckerregulation verbessert werden. **Vitalstoffe stabilisieren das bioenergetische Gleichgewicht.**

Mit Fruchtzucker verlaufen die Blutzuckerschwankungen - im Gegenteil zum raffinierten Zucker - weniger belastend. Deshalb sollten Sie bei einem Bedürfnis nach etwas Süßem lieber auf Obst, zum Beispiel Rosinen, ausweichen. Frisches biologisch gereiftes Obst ist reich an Vitaminen und stärkt das Immunsystem auf natürliche Weise.

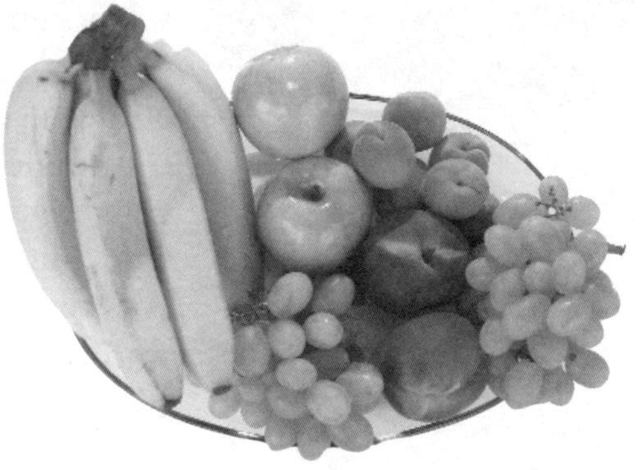

Flüssigkeitszufuhr

Im Zusammenspiel mit einer idealen Ernährung darf eine ausreichende Flüssigkeitszufuhr nicht vergessen werden. Ich erinnere mich noch sehr genau an den etwas zynischen Ausspruch eines meiner sehr geschätzten Professoren während meiner Studentenzeit. Dieser lautete:

„Wenig trinken garantiert den Ärzten volle Wartezimmer und lebenslangen Wohlstand. Chronischer Flüssigkeitsmangel ist das Fundament für viele Erkrankungen."

Aus dieser Lebensweisheit entwickelte ich eine medizinische Notwendigkeit. Zur idealen Therapie mit Vitalstoffen ist eine vergrößerte Flüssigkeitszufuhr von mindestes 3 bis 4 Litern pro Tag erforderlich, die aus schwachem, grünem oder anderen Tees bestehen und möglichst in warmer Form getrunken werden sollte. Zuckerfreie Säfte und Mineralwasser sind gleichfalls eine Selbstverständlichkeit. Diese deutlich größere Zufuhr garantiert die erforderliche, täglich ausgiebige Darmentleerung auch ohne Laxantien. Eine kontinuierlich erhöhte Flüssigkeitsmenge fördert die Freisetzung von abgelagerten Schadstoffen in den Fettdepots,

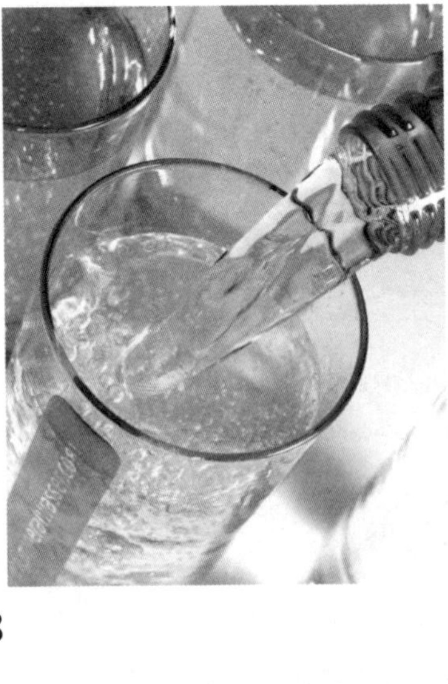

um den Organismus beschleunigt verlassen zu können. Der natürliche Abtransport dieser Stoffwechselschlacken wird hierdurch dauerhaft gewährleistet. Die oftmals empfohlenen 2 Liter täglich sind das minimale Muss für einen noch gesunden Organismus. Erforderlich sind ein ausreichendes Angebot von Antioxidantien und jede Menge warmer Flüssigkeit. Die Spülwirkung dieser idealen Flüssigkeitsmenge, verbunden mit der Einnahme von hochdosierten Micronährstoffen, unterstützt die Funktionsbereitschaft der Nieren, damit diese ein ganzes Leben lang leistungsfähig bleiben.

Immer wieder höre ich von Patienten, denen ich das vermehrte Trinken als Therapeutikum verordne: Werden die Nieren von solchen Flüssigkeitsmengen nicht überfordert?. Eine Frage, die mich schier verzweifeln lässt. Die meisten meiner Patienten hören bedauerlicherweise zum ersten Mal, dass sie bisher viel zu wenig getrunken haben.

Es ist ein Irrglaube anzunehmen, Nieren würden durch große Flüssigkeitsmengen geschädigt. Diese Meinung ist paradox. Die Nieren sind perfekte Kraftwerke zur Reinigung des mit Abfallstoffen angereicherten Blutes. Nierenerkrankungen und Nierensteine werden durch Flüssigkeitsmangel sogar gefördert. Die Spülwirkung dieser idealen Flüssigkeitsmenge unterstützt die Funktionsbereitschaft der Nieren, so dass diese ein ganzes Leben lang leistungsfähig bleiben. Dieses Zusammenspiel von Durchströmung der Zellen - infolge eines Überangebotes von Flüssigkeit - und der Bereitstellung aller essentiellen Micronährstoffe gewährleistet langfristig physiologische Stabilität und Funktionalität der lebenswichtigen Organe.

Ein jahrelanger Mangel von Flüssigkeit fördert geradezu das Entstehen der Nierensteine und anderer Nieren- und Blasenerkrankungen, wie aufsteigende Cystitis, besonders bei Frauen. Viele von ihnen sind bestrebt, den aufkommenden Durst zu unterdrücken und hierdurch das Durstzentrum dahingehend so zu trainieren, dass ein normales Durstgefühl verloren geht. Der Hintergrund muss vermutlich die Angst vor dem Gang zur Toilette sein! Wenn ich zum Beispiel Patientinnen, die an der Macula oder an Migräne erkrankt sind, empfehle, ihre bisherige minimale Flüssigkeitszufuhr von oft nur 1 Liter täglich auf die erforderliche Menge von 3 Litern zu erhöhen, höre ich fast immer die gleiche Entschuldigung: *„Ei Herr Doktor, dann muss ich ja pausenlos auf die Toilette und kann nirgendwo mehr hingehen"* oder *„Ich habe doch nie Durst. Warum soll ich denn trotzdem trinken und dann noch so viel? Dann muss ich ja den ganzen Tag trinken"* oder *„Wenn ich aber soviel trinken soll, wird mir sicher schlecht, und ich kann nichts mehr essen."*

Es erfordert sehr viel Geduld und Überzeugungsgabe, Patienten den Sinn des vermehrten Trinkens glaubhaft zu machen und ihnen nahe zu legen, ihr tägliches Flüssigkeitsvolumen deutlich zu erhöhen. Diese vermehrte Flüssigkeitszufuhr wirkt sich außerdem sehr positiv auf eine Gewichtsreduktion aus. Es ist ganz simpel: Viel trinken - allerdings in körperwarmer Form - reduziert das Hungergefühl. Wer viel trinkt, isst weniger und erreicht damit den heute vielmals empfohlenen FdH-Effekt. Nach dem Spruch „Die Augen essen mit" bedarf es größter Disziplin, diesem optischen Reiz zur Anregung des Hungergefühls zu widerstehen.

Die Wichtigkeit der **Flüssigkeitszufuhr** möchte ich nochmals ganz besonders betonen. Es reicht nicht aus, das Durstgefühl zu löschen. Auch wenn man keinen Durst verspürt, empfehle ich, jede Stunde zu trinken. Vergrößern Sie Ihre Trinkfreudigkeit - natürlich nicht für Alkoholika - und betrachten Sie dieses erforderliche Trinkvolumen als ein preiswertes Therapeutikum.

In meiner jahrzehntelangen ärztlichen Tätigkeit musste ich leider feststellen, dass Patienten, die - aus welchen Gründen auch immer - ein Flüssigkeitsminimum bevorzugen, bereits im vorgerückten Alter an der trockenen Maculadegeneration (mit spürbarem irreparablem Sehverlust), Migräne und Tinnitus (Pathogenese des „trockenen Ohres") erkranken.

Ausgiebige Flüssigkeitszufuhr erhält jugendlich glatte Haut

Der Turgor der Haut, der Spannungszustand des Unterhautzellgewebes, benötigt, um schön, glatt und somit viele Jahre faltenfrei zu bleiben, ein konstantes Flüssigkeitsdepot. Dieses Geheimnis der makellosen Haut ist vielen Mannequins bekannt, und deshalb trinken sie täglich mehrere Liter, wie ich erfahren habe. Das Ziel einer Idealfigur verlangt verschiedene Opfer und kann oftmals nur durch eine verminderte Nahrungsaufnahme, aber vergrößerter Flüssigkeitszufuhr erreicht werden. Zusätzlich belastet der unausweichliche, permanent oxidative Stress dieses Berufes die autoimmunologische Abwehr. Dies verursacht einen deutlichen Mangel an Antioxidantien und anderen Vitalstoffen. Um den erforderlichen microbiologischen Schutzschild dennoch aufrecht zu erhalten, substituieren viele Models Micronährstoffe.

Kaffee

Warum ist Kaffee schädlich? Das Koffein entzieht dem Körper Vitamin C, B, Kalium und andere Mineralstoffe. Die Vitamin K-Aufnahme wird eingeschränkt. Dies vermindert wiederum den Calciumeinbau im Knochengewebe. Desgleichen wird die Eisenaufnahme reduziert. Der Blutdruck kann disharmonisch und gefährlich ansteigen. Es kommt zu Arrhythmien. Diese führen zusätzlich zu einer ungünstigen Herzbelastung. Die tödliche Einzeldosis von Koffein liegt zwischen 3 und 10 Gramm. Bei Schwangeren führen Dosierungen von zirka 1 Gramm zu Frühgeburten mit tödlichem Ausgang. Für die Psyche und das Vegetativum ist Kaffee eine wirkungsvolle Droge. Man verspürt durch die Freisetzung von Glucose, die in der Leber gespeichert war, den erwünschten Energieschub. Dies bedeutet Stress für das Hormonsystem. Die Nebennieren erschöpfen sich. Es kommt zu einer Unterzuckerung mit möglichem hypoglykämischem Kollaps. Durch hohen Verschleiß an neutralisierenden Micronährstoffen wird das antioxidative System überlastet. Es entsteht zittrige Nervosität. Kaffee ist in schwacher Konzentration ein natürliches Diuretikum. Bei jeder Tasse Kaffee verliert der Körper vier gleich große Tassen Gewebsflüssigkeit und bedauerlicherweise gleichzeitig wichtige Micronährstoffe, eine pathologische Diurese ist die Folge. Dies führt zu Mangeldurchblutung in wichtigen Organen wie zum Beispiel im Gehirn, der Macula, dem Gehör- und Gleichgewichtsorgan, wie jüngst in Israel eine groß angelegte Studie bestätigt. Bei manchen Patienten erhöht der tägliche Kaffeekonsum den Cholesterinspiegel und fördert die Bildung der gefährlichen sklerotischen Plaques in den Blutgefäßen. Täglich hoher Kaffeekonsum kann auch Tumore im Urogenitalbereich hervorrufen

Grüner Tee

In letzter Zeit hat sich Grüner Tee als ein besonders heilsames Getränk bewährt. Japanische und amerikanische Wissenschaftler konnten in verschiedenen Forschungsergebnissen nachweisen, dass im Grünen Tee reichlich Polyphenole vorhanden sind. Sie verfügen über antikarzinogene Wirkungen. Krebsarten in Speiseröhre, Lunge und Magen-Darmbereich treten bei Menschen, die täglich mindestens zirka 2 Liter Grünen Tee trinken - wie es in asiatischen Ländern üblich ist - sehr selten auf. Wegen der Vitamin C und E ähnlichen antioxidativen Wirkung kann Grüner Tee der Gefäßsklerose und pathologischer Blutgerinnung entgegenwirken, erhöhte Cholesterinspiegel senken, die Verfügbarkeit des „guten" HDL-Cholesterins erhöhen und den Bluthochdruck günstig beeinflussen, aber nur bis zum Idealwert. Die in der westlichen Welt üblichen Blutgefäß- und Herzerkrankungen treten deshalb in asiatischen Ländern deutlich weniger auf. Wegen der harmonisierenden Wirkung auf entzündliche Darmerkrankungen hat sich Grüner Tee als Darmtherapeutikum bewährt. Um diese Wirkung zu erreichen, muss grüner Tee heiß überbrüht werden und sollte mindestens 15 Minuten „ziehen". Bei dieser Behandlungsweise werden die überaus wichtigen Polyphenole freigesetzt.

Nach Ansicht amerikanischer Forscher vermindert der tägliche Genuss weniger Tassen Grünen Tees deutlich das Krebsrisiko. Wie die Arbeitsgruppe um Jerzy Jankum vom Medical College of Ohio in Toledo herausfand, blockiert eine spezielle Substanz aus dem Tee ein wichtiges Krebsenzym und hindert damit den Tumor, Metastasen zu bilden. (Quelle: Eine Ausgabe von „Nature") .

Auf Grund epidemiologischer Studien wurde seit Langem vermutet, dass Grüner Tee eine krebshemmende Wirkung besitzt, der wirksame biochemische Mechanismus war bislang nicht bekannt. Als entscheidende Substanz fanden die Amerikaner nun das so genannte „Epigallocatechin-3-Gallat" (EGCG). Es gehört zur Gruppe der Catechine, die natürlicherweise in vielen holzigen Pflanzen vorkommen, unter anderem in Teesträuchern. Das EGCG blockiert wirkungsvoll das Enzym Urokinase. Die Urokinase spaltet Proteine (Eiweiße) und ist unter anderem an der natürlichen Blutgerinnung im Sinne eines Fibrinolytikums beteiligt. Die Wissenschaftler weisen darauf hin, dass „Epigallocatechin-3-Gallat" nur in Grünem, nicht in schwarzem Tee vorhanden ist.

Fleischkonsum

Das Gebiss des Menschen entspricht dem eines Alles-Essers, dass heißt, wir benötigen pflanzliche Kost und Fleisch. Ideal wäre es, Fleisch nur von frei lebenden Tieren zu verzehren. Diese verfügen über deutlich weniger Fett, als unser domestiziertes Schlachtvieh. Wegen der rein kommerzialisierten Tierhaltung ist der Anteil des benötigten pflanzlichen Futters sehr gering. Zusätzlich fehlt es den Tieren an körperlicher Bewegung. Hierdurch wird eine vermehrte unnatürliche Fetteinlagerung im Gewebe verursacht. Unser Nahrungsangebot sollte ein geringes Fleischvolumen beinhalten, nicht jedoch die heute üblichen täglichen Mengen. Ein jahrelanger permanenter Fleischkonsum verursacht im Organismus eine acidoseähnliche Übersäuerung, die zur Belastung und Vernichtung wichtiger antioxidativer Enzyme führt. Diesem Raubbau kann entgegen gewirkt werden, wenn der Fleischkonsum auf nur einmal in der Woche begrenzt wird. Der Eiweißbedarf sollte durch Fisch, fettarme Milchprodukte oder aus pflanzlicher Kost ersetzt werden. Achten Sie darauf, dass Sie überwiegend basisch wirkende Substanzen zu sich nehmen, dazu zählen: Gemüse, Obst, Säfte und Salate. Um die Eisenkonzentration im Organismus aufrecht zu halten, reicht es aus, zweimal wöchentlich mageren rohen Schinken zu essen. Mit einem ausreichend hohem Vitamin C-Spiegel wird die Eisenresorption deutlich verbessert.

Das Säure-Basenverhältnis

Falsche, vorwiegend auf Genuss ausgerichtete Nahrung führt zu einer permanenten **acidoseähnlichen Übersäuerung im Organismus**. Diese Belastung vernichtet wichtige antioxidative Enzyme. Achten Sie darauf, dass Sie zur deutlichen Erhöhung der Pufferkapazität des Blutes überwiegend basisch wirkende Substanzen zu sich nehmen, dazu zählen: Gemüse, Obst, Natur belassene Säfte und Salate. Das **Säure-Basenverhältnis** des Organismus kann mittels Indikatorpapier im Urin getestet werden. Für die Aufrechterhaltung eines physiologischen Stoffwechselablaufes in den Zellen ist ein **Harn-pH-Wert** zwischen **7,2 bis 7,4** nötig. Die Aufnahme der Nahrung muss so gestaltet werden, dass ein konstanter pH-Wert, wie angegeben, besteht. Wenn der Urintest im gelben Bereich des Teststreifens liegen sollte, empfehle ich zusätzlich eine Basenmischung nach Sander bestehend aus:

- Natrium phosphoricum 10,0 g • Kalium bicarbonicum 10,0 g
- Calcium carbonicum 100,0 g • Natrium bicarbonicum 80,0 g.

Bei Bedarf morgens und abends 1 flach-gehäuften Teelöffel dieser Basenmischung in einem Glas mit lauwarmer Flüssigkeit auflösen und trinken.

Alkohol

Eine in unserer heutigen Gesellschaft weit verbreitete Droge, eigentlich ein toxisches Produkt, ist der Alkohol. Weil er so gut schmeckt und bei allen Anlässen als erstes gereicht wird, glauben die meisten Menschen, es sei ein unverzichtbares Lebensmittel. Diese Auffassung ist ein tragischer Irrtum, den viele Menschen wegen des zu leichtfertigen Umgangs mit dieser Droge, mit schwerwiegenden gesundheitlichen Schäden (Gefäßsklerose, Herzinsuffizienz, Leberzirrhose, Morbus Alzheimer) und letztendlich mit dem Leben bezahlen.

Alkohol ist auf der anderen Seite aber auch ein aggressivesSedativum für das zentrale Nervensystem. Ein Missbrauch zerstört Nervenzellen, weil ihnen das notwendige Wasser entzogen wird. Es entsteht cerebrale Atrophie. Zu seiner Neutralisierung verbraucht Alkohol im Organismus eine Vielzahl von Micronährstoffen wie Magnesium, Folsäure, Vitamin A, B1, B2, B12, Vitamin K, Zink, Biotin, Cholin, Niacin und Kalium. Die Entgiftungsfunktion der Leber wird durch Alkohol enorm beansprucht. Hierdurch entstehen langfristig irreparable Zellschädigungen. Bei rechtzeitiger Substitution spezieller Micronährstoffe können Veränderungen oder Schäden des Leberzellgewebes regeneriert werden.

Rotwein enthält reichlich **Polyphenole**, die wegen ihrer kardioprotektiven antisklerotischen Wirkung ausgeprägten antioxidativen Schutz bewirken. Aus diesem Grunde ist ein gelegentliches Glas Rotwein am Abend sogar zu empfehlen. Von dem Automatismus, regelmäßig und zu jeder Mahlzeit Alkohol zu konsumieren, rate ich allerdings dringend ab.

In diesem Zusammenhang möchte ich auf das zunehmende, generelle Suchtpotenzial bei Jugendlichen hinweisen. Dieses wird durch modische Alkopops und Tabakgenuss vorprogrammiert. Wie zum Beispiel die 1992 abgeschlossene Studie des Bundeskriminalamtes an 100 Drogenabhängigen ermittelte, wird eine Suchtkarriere, die bei der harten Droge Heroin endet, durch den frühen Gebrauch von Nikotin und Alkohol geprägt. Fast jeder zweite raucht zwischen dem 18. und 24. Lebensjahr. Nahezu ein Drittel der jungen Leute pafft mehr als zehn Zigaretten am Tag. Darüber hinaus genehmigen sich die jungen Männer täglich durchschnittlich zwei Gläser Bier oder vier Schnäpse. Jede junge Frau in dieser Altersgruppe trinkt im Durchschnitt täglich die Alkoholmenge, die in 0,2 Liter Wein enthalten ist. Jeder siebte Jugendliche trinkt Tag für Tag erheblich mehr: Die Alkoholmenge, die etwa sechs Gläser Schnaps entspricht. Im Großen und Ganzen kann man hier das bekannte Wort von Alice Miller zitieren: „Was dem Kind und was dem Jugendlichen in den ersten frühen Lebensjahren passiert, schlägt unweigerlich auf die ganze Gesellschaft zurück."

Raucher benötigen mehr Antioxidantien als Nichtraucher

Das Rauchen gehört zu den größten Risikofaktoren für den Organismus. Raucher benötigen und verbrauchen viermal mehr Vitamin C als ein Nichtraucher, um die eingeatmeten und im Blutgefäß verteilten Noxen (ein riesiges Potenzial an Freien Radikalen) zu neutralisieren. Aber auch andere Micronährstoffe, wie zum Beispiel Vitamin A, E, B-Komplex, Zink, Selen, Folsäure, Calcium und Co-Enzym Q10, werden vermehrt benötigt. Sie müssen zusätzlich appliziert werden, um eine zufriedenstellende, immunologische Stabilität zu erhalten, damit karzinogenen Entartungen, soweit wie möglich, entgegen gewirkt werden kann. Ebenso wird bei Rauchern der Abbau von Calcium aus den Knochen deutlich beschleunigt. Hierdurch steigt das Risiko von Knochenbrüchen und Osteoporose. Besonders tragisch ist die zerstörerische Wirkung auf die Intima (innerste arterielle Gewebeschicht). Die Tabaktoxine verursachen eine chronische Entzündung. Wie bei jeder Entzündung entsteht eine Schwellung, in diesem Falle eine Verdickung des Arterienendothels, so dass die kleinen und kleinsten Arterien in ihrem Lumen eingeengt oder sogar verschlossen werden. Dies hat eine bleibende Verminderung des Blutdurchflusses zur Folge. Hierdurch werden alle Organe mangelhaft durchblutet und irreparable Degenerationen potenzieren sich. Es kommt zu einer arteriellen Verschlusskrankheit mit Herzinfarkt, Apoplex und Lungenembolie. Die ersten Beschwerden zeigen sich in Durchblutungsstörungen des Gehirns als Migräne, Schwindelgefühl, Tinnitus, Maculadegeneration und des Herzens als pectanginöse Beschwerden, Atemnot, Herzrhythmusstörungen bis hin zum Herzinfarkt. Nachweislich verkürzen Raucher ihre Lebenserwartung um mehr als 15 Jahre gegenüber Nichtrauchern.

Übergewicht

Ein Großteil meiner Patienten ist übergewichtig. Die Ursache ist nicht Gen-bedingt, wie es gerne als Ausrede begründet wird. Eine Jahre und Jahrzehnte lange, genussorientierte falsche Lebensweise hat dazu beigetragen, Pfund für Pfund im Körper zu platzieren, so dass die Fettmassen verschiedene Formationen annehmen. Diese werden dann verniedlichend als „Rettungsringe, Kissen oder Notpolster" tituliert. Erst wenn plötzliche Erkrankungen wie zum Beispiel Hypertonie, Diabetes, Gefäßsklerose, Herzinsuffizienz, Infarkt und Apoplex die bisher gewohnte Lebensweise einschränken, wird das belastende Übergewicht als quälend wahrgenommen. Wenn dann auch noch der Hausarzt dringend zum Abnehmen rät, wird dieses Problem zwar wahrgenommen, aber es fehlt die erforderliche Entschlusskraft zu FdH. Nach dem Motto „Der Geist ist willig aber das Fleisch ist schwach" wird nach Beistand in Form einer Diät gesucht.

In den Magazinen wird an jungen, schlanken Models gezeigt, wie dick sie angeblich (ich vermute, mit Fotomontage) früher waren und wie sie seit Einnehmen bestimmter Produkte oder Pillen in kurzer Zeit jugendlich schlank geworden sind. Der Versuch mit der ersten Kur des Abnahmewilligen bringt nicht das aus der Werbung gepriesene Ergebnis. Man versucht eine andere Diät und wieder eine andere und stellt frustriert fest: „Bei mir funktioniert es nicht!" Die bekannten Abnahmediäten, zum Beispiel Schroth-Kur und wie sie alle heißen, können ein stabil aufgebautes Fettdepot niemals in wenigen Wochen abbauen. Nicht umsonst sind gewinnorientierte „Schönheitschirurgen" auf die Idee gekommen, das störende Fettgewebe operativ herauszuschneiden oder abzusaugen.

Tragische Misserfolge dieser Eingriffe werden immer häufiger in den Medien dargestellt. Gibt es einen problemlosen Königsweg? Natürlich gibt es ihn, aber er ist äußerst anstrengend zu gehen und durchzuhalten. Es muss Abschied genommen werden von der „Entschuldigung“, dass die zu unrecht beschuldigten Gene Ursache des Übergewichtes sind. Primär muss rein mental geklärt werden, ob das herrliche, lukullische Genießen weiterhin den Tagesablauf bestimmen soll oder die Weitsicht des Fastens im Hinblick auf noch gesunde Lebensjahre siegt. Der Wille, diese Erkenntnis in die Tat umzusetzen, könnte meines Erachtens Gen-bedingt sein.

Risiken des Übergewichtes

Übergewicht bildet eine unglückliche Voraussetzung, an den so genannten Zivilisationsschäden zu erkranken. Dazu gehören Herz- und Kreislauferkrankungen, wie Herzinfarkt und Apoplex, Diabetes mellitus, Krebs und Schäden des immunologischen Abwehrsystems. Jedes Pfund zuviel belastet nicht nur das Herz sondern den gesamten Organismus in all seinen Stoffwechselfunktionen.

Zur Ermittlung eines idealen Gewichtes wurde von Experten der so genannte BMI (Body-Mass-Index = Index für die Körpermasse = Körpergewicht in Kilogramm geteilt durch Körperlänge in Meter) festgelegt. Meiner Ansicht nach ist dieser Index nur bedingt zutreffend. Der jüngere Mensch verfügt über wesentlich mehr Muskelmasse als der ältere. Deswegen müsste bei der Berechnung des Idealgewichtes differenziert werden, ob das Körpergewicht auf die Muskulatur des gesunden Jüngeren oder die Fettdepots des älteren Menschen zurückzuführen sind. Aus diesen Überlegungen halte ich eine Neudefinierung des Gewichtsindex für die verschiedenen Altersklassen, je nachdem ob Muskelmasse oder Fettdepots überwiegen, für angebracht.

Wenn Sie nun fragen, aus welchen Gründen dieses so genannte Idealgewicht angestrebt werden soll, muss festgestellt werden, dass es hier nicht um das Schönheitsideal geht. Die Leistung des Herz- und Kreislaufsystems sowie aller anderer Organe ist entwicklungsgeschichtlich auf ein Idealgewicht festgelegt, um lange beschwerdefrei funktionieren zu können. Die teilweise ausgeprägte Fettleibigkeit vieler Bürger, als trügerisches Zeichen des heutigen

Wohlstandes, verleitet zu Selbstbetrug, auch wenn die Obergrenze des BMI noch knapp erreicht wird. Bei nicht vorhandenem Idealgewicht ermöglicht die Substitution aller erforderlichen Micronährstoffe eine wichtige Prävention zur Gesunderhaltung bis ins hohe Alter, nach dem Motto:

Alt werden ist Gottes Gunst,
Gesund zu sein ist Lebenskunst.

Wie kann der Übergewichtige in sinnvoller Weise eine Gewichtsreduktion erreichen und weiterhin halten?

Das Hungergefühl wird im Hypothalamus, einem Teil des Gehirns, und bei regelrecht funktionierender Schilddrüse durch den Appetit-Kontrollmechanismus geregelt. Bei einem gesunden Sättigungsgefühl senden die gesättigten Fettzellen Leptin, ein Signalprotein, an den Hypothalamus, damit eine weitere Nahrungsaufnahme vermieden wird. Weil der Hypothalamus durch jahrelange Überforderung auf das Leptin-Signal nicht mehr reagiert, ist dieser Kontrollmechanismus bei Übergewichtigen gestört, so dass die weitere Zufuhr von Speisen vorwiegend optischen und geschmacklichen Sinnesreizen unterliegt. Ein Sättigungsgefühl ist jedoch keine Garantie für eine ausgewogene Ernährung.

Einseitige kalorienreiche, geschmacksorientierte Nahrungsmittel, die aber arm an Vitaminen, Mineralstoffen, Spurenelementen usw. sind, verursachen - auch wenn ein Gefühl der Sättigung aufkommt - dennoch eine Minderversorgung von lebenswichtigen Micronährstoffen im Organismus. Der daraus resultierende Mangel beeinträchtigt die Funktionen aller Nervenzellen, auch die des Appetit-Kontrollmechanismus. Der Appetit bleibt bestehen, ein Gefühl der Sättigung wird jedoch nicht erreicht, so dass permanent gegessen wird. Die Folge ist ein Übergewicht mit den bekannten medizinischen Problemen, wie Gefäßsklerose, Bluthochdruck, Diabetes mellitus, Schlaganfall, Herz- und Tumorerkrankungen.

Diäten

Bei Diäten zur Gewichtsreduzierung mittels Verminderung der Fettdepots werden die darin eingelagerten Schadstoffe freigesetzt und belasten den ohnehin geschwächten Organismus zusätzlich mit Freien Radikalen. Sie müssen in der Leber neutralisiert werden. Für diesen wichtigen Entgiftungsvorgang benötigen die Leberzellen ein besonders großes Angebot antioxidativer Radikalfänger. Wegen der Diät bedingten reduzierten Nahrungsaufnahme entsteht ein deutliches Defizit an Radikalfängern mit der Folge einer Überforderung des Leberparenchyms. Eine Schwächung der immunologischen Abwehr ist vorprogrammiert. Die freigesetzten, jedoch nicht neutralisierten Stoffwechselgifte bilden einen idealen Nährboden für verschiedene Erkrankungen.

Während einer Abnahme-Diät werden dem Körper zusätzlich verschiedene unersetzliche Micronährstoffe entzogen, ganz besonders das lebenswichtige Ubichinon Co-Enzym Q10. Dieser entstandene Verlust muss umgehend ersetzt werden, am besten in Form von **hochreinem chromatographiertem Co-Enzym Q10**.

Daher ist es besonders wichtig, vor, während und nach einer Gewichtsreduzierung ausreichend Micronährstoffe zu sich zu nehmen, damit die Kur nicht nur den gewünschten Erfolg in der Reduktion des Gewichtes bringt, sondern auch eine Aktivierung des Immunsystems eintritt und die körperliche Belastbarkeit in Stresssituationen erhöht wird. Co-Enzym Q10, Omega-3-Fettsäuren und Vitamin C in retardierter magensaftresistenter Form, sollten bei einer Gewichtsreduktion nicht fehlen. Zusätzlich bewährt sich bei einer Gewichtsreduktion die Einnahme der Aminosäure L-Carnitin wegen ihrer Fett verbrennenden Wirkung.

Trinken Sie vor jeder Mahlzeit 1/2 Liter schwachen warmen Tee. Hierdurch wird das Hungergefühl reduziert und Sie essen automatisch weniger. Die tägliche Nahrungsaufnahme sollte hauptsächlich aus Kohlenhydraten und sehr wenig aus tierischen Produkten bestehen. Essen Sie vorwiegend Obst, Salate, Kartoffeln, Gemüse, Naturreis und Vollkornprodukte. Vermeiden Sie fetthaltige Nahrungsmittel wie Wurst, Käse, Sahne, Fleisch, aber auch Zucker, süße Getränke und Weißmehlprodukte. Der tägliche Verzehr von Kuchen, Knabberprodukten, wie zum Beispiel Keksen,

Pralinen (der feine Geschmack wird erst durch hohen Fettanteil ermöglicht), Chips, Salzstangen, Erdnüssen usw. sollte eingeschränkt, besser unterlassen werden.

Falls Sie auf Süßigkeiten keineswegs verzichten können, empfehle ich, diese nach einem stark basischen Essen mit viel Gemüse, Salat und ähnlichem zu sich zu nehmen. Zur Vermeidung einer acidoseähnlichen Übersäuerung empfiehlt sich eine ausgewogene Nahrungszufuhr, die maximal auf drei Mahlzeiten beschränkt werden sollte. Zwischenmahlzeiten fördern eine vermehrte Insulinausschüttung, die auf Dauer zu einer vermehrten Hypoglykämie und letztendlich Diabetes mellitus führen.

Eine Schroth-Kur ohne Zufuhr von Micronährstoffen ist nur ein halber Erfolg

Die hochgepriesene und sicherlich jedem bekannte Schroth-Kur birgt hinsichtlich der Stabilisierung des Immunsystems große Risiken, weil versäumt wird, den diätbedingten Mangel an Antioxidantien in ausreichender Form mit Micronährstoffen auszugleichen. Anhand serologischer Befunde, die ich seit Jahren bei meinen Patienten durchführen lasse, habe ich festgestellt, dass bei übergewichtigen Patienten ein signifikanter Mangel an Antioxidantien besteht. Versuchen nun diese Patienten, ihr Gewicht durch Abmagerungskuren zu reduzieren, wird das bereits bestehende Defizit an Vitalstoffen zusätzlich vergrößert mit daraus resultierenden, verschiedenartigen Stoffwechselstörungen. Blutuntersuchungen während einer Diät bestätigen insbesondere einen vermehrten Entzug von Co-Enzym Q10, einem der wichtigsten Energielieferanten der Zellen des menschlichen Körpers. Eine Schroth-Kur kombiniert mit einer begleitenden Micronährstofftherapie der Mitochondrialen- und Orthomolekularen Medizin hat einen weitaus effektiveren, langfristigeren Kurerfolg als die alte herkömmliche Methode.

Um eine Aktivierung des Immunsystems zu erreichen, müssen paradoxe, pathologische Entgleisungen im Organismus wieder rückgängig gemacht werden. Dies gelingt nur in der Symbiose einer gleichzeitigen Substitution spezieller Vitalstoffe. Industriell gefertigte, vorbehandelte und infolge Lagerung an Vitaminen verarmte Nahrungsmittel, auch so genanntes Fast Food, erfüllen nicht die erhoffte Qualität bezüglich Frische und Vitaminreichtum. Das Ziel ist die Aktivierung und Stabilisierung des gestörten Immunsystems. Zu meinem Mitochondrialen-Orthomolekularen Therapiekonzept empfehle ich eine Optimierung der Ernährung und Lebensführung.

Milchsäurebakterien

Unausgewogene Ernährung, Medikamenteneinnahmen, Erkrankungen, Stress und körperliche Anstrengungen führen wegen der übermäßigen Belastung des Intestinums zur Verminderung wichtiger Bakterien der physiologischen Darmflora, den Milchsäurebakterien. Die Folge ist ein zunehmend gestörtes Immunsystem mit einem nicht unerheblichen Anteil verschiedener Erkrankungen. Ein gesundes Gleichgewicht im Darm kann unter anderem durch gesundheitsfördernde Lebensmittelzusätze, wie Prebiotika (Inulin und Oligofruktose) und Probiotika (Lactobacillus acidophilus, -casei, Bifidobacterien u. a.) erreicht werden. Sie ergänzen sich gegenseitig im Aufbau eines intakten Darmmilieus und aktivieren die Immunabwehr. Probiotische Bakterien sind in der Lage, das Darmmilieu entsprechend dem physiologischen Bedarf anzusäuern. Dieses erforderliche, leicht saure Milieu verbessert die Aufspaltung und Resorption aller Nahrungsstoffe und insbesondere der Micronährstoffe. Deshalb muss - auch aus immunologischer Sicht, um die verschiedenen Micronährstoffe im Darmbereich optimal verwerten und resorbieren zu können - eine gesunde Darmflora aufgebaut und erhalten werden. Es empfiehlt sich, abends nach dem Essen eine Magermilch-Joghurt, die mit den Milchsäurebakterien: Lactobacillus,- acidophilus,- bifidus und casei angereichert ist, unter Hinzugabe von 1 Teelöffel Inulin (Prebiotikum) zu verzehren. Inulin ist als Pulver in Reformhäusern zu erwerben.

Sport und Vitalstoffe

Sportliche Betätigungen führen zu einem starken Verlust von Micronährstoffen im Organismus. Höchstleistungen werden durch häufiges Training bei deutlich erhöhter Sauerstoffaufnahme erreicht. Als Nebenprodukt dieses betont oxygenen Stoffwechsels entstehen vermehrt Freie Radikale, besonders wenn ein Mangel an neutralisierenden Vitalstoffen vorhanden ist. Werden die Mangelzustände nicht ausgeglichen, wird die immunologische Abwehr zunehmend geschwächt und gesunde Zellen beschädigt. Durch kontinuierliches Trainieren - so sehr es der körperlichen Vitalität dient - erhöht sich der Micronährstoffbedarf des Sportlers. Die Dosierung dieser erforderlichen Substanzen richtet sich nach dem Gewicht des Sportlers und der Intensität seiner Betätigung, damit Leistungsfähigkeit, Ausdauer und immunologische Abwehr weiterhin gewährleistet bleiben.

Viele heutige Mitbürger gehen leider mit ihrem höchsten Gut, der Gesundheit, sehr verantwortungslos um. Mit großer Sorglosigkeit werden dem Organismus fortwährend alle erdenklichen, genussorientierten Belastungen zugemutet: Kulinarische Exzesse mit einem Übermaß an Alkohol, Tabak, Süßigkeiten und Schlafmangel. Die Gier zum Schlemmen, die dereinst Lucullus pflegte, lässt den noch Gesunden vergessen, dass eine ungesunde Lebensführung ihre Grenzen hat. Ereilt einen trotzdem ein gesundheitliches Problem, sei es chronischer oder akuter Art, wird auf die rasche Hilfe der modernen Medizin gehofft. Ein großer Irrtum, der leider erst dann erkannt wird, wenn es bereits zu spät ist. Deshalb appelliere ich an Ihre Vernunft. Beginnen Sie rechtzeitig mit einer ausgewogenen Lebensführung! Vermeiden Sie Schaden bringende Gewohnheiten und substituieren Sie rechtzeitig täglich ausreichend Vitalstoffe, die dazu beitragen, dass ein immunologisches Gleichgewicht die Entstehung von Krankheiten schon im Keime erstickt.

Der Generaloberst von Seeckt schrieb in seinem Buch „Gedanken eines Soldaten“, dass Dummheit und Unverständnis die größten Gegner seien.

Aber urteilen Sie selbst.

KAPITEL 9

FALLBEISPIELE

1. Fallbeispiel: Hepatitis B

Eine Schweizer Ärztin setzte sich Ende November 2002 mit mir in Verbindung und bat mich um kollegiale Hilfe bei einer jungen 32-jährigen Patientin, die sich, bedingt durch eine Hepatitis-B-Infektion in der Kindheit, in einem sehr schlechten Gesundheitszustand befand. Wegen der fortgeschrittenen Leberzirrhose hatte man sie bereits für eine Lebertransplantation vorgesehen. Sie fühlte sich sehr abgeschlagen, hatte keinen Appetit, litt unter Schwindel, Müdigkeit, Kopfschmerzen, Erbrechen, Hypotonie, Pollinosis, Haarausfall, Gelenkschmerzen, Tremor, Gewichtszunahme, vermehrter Allergiebereitschaft und starker Ödembildung. Wegen des bestehenden Aszites (Wasserbauch) infolge behindertem Abfluss nahm sie das Medikament Aldactone 200 Milligramm (ein Diuretikum). Diese Arznei sollte einerseits die bestehende Wasseransammlung im Organismus beseitigen, aber anderseits bestand die bedauerliche Möglichkeit einer Verschlimmerung ihrer histologisch nachgewiesenen Hepatitis. Dies wurde mittels eines pathologischen Anstieg der Leberenzyme bestätigt.

Die Mehrzahl der oben genannten Symptome, unter denen die Patientin bereits litt, waren auch als Nebenwirkungen des Medikamentes deklariert. Hier spiegelt sich wieder einmal die Machtlosigkeit der heutigen Medizin wider! Einerseits benötigt der Patient Hilfe, aber anderseits wird in Kauf genommen, dass sich sein Befinden durch Nebenwirkungen von Medikamenten verschlechtert.

Welches gigantische Potenzial Micronährstoffe besitzen, um ein durch Medikamente geschädigtes Leberparenchym wieder genesen zu lassen, hatte ich vor Jahren selbst erlebt und in meinem Buch „Vitalstoffe schenkten mir mein zweites Leben“ beschrieben. Seither konnte ich vielen Patienten durch meine entsprechenden eigenen Erfahrungen helfen. Nach einer ausführlichen Anamnese und Laborwerten der oben genannten schweizer Patientin wurde die Konzentration der Micronährstoffe über einen Zeitraum von 10 Wochen einschleichend auf die optimale erforderliche Höchstmenge angehoben. Ihr Befinden verbesserte sich zusehends, so dass Medikamente langsam reduziert oder gar abgesetzt werden konnten. Nach zirka 8 Wochen wurde die Anmeldung zur Lebertransplantation zurückgenommen. Wie gesagt, die Patientin war bereits hierfür vorgesehen. Die behandelnden Ärzte waren über die plötzliche Genesung sehr überrascht, wussten allerdings nicht, wodurch dieser Wandel hervorgerufen worden ist. Heute ist die Patienten wieder arbeitsfähig und hat leider bis zum heutigen Tag nicht gewagt, ihren behandelnden Ärzten zu berichten, welche Micronährstoffsubstitutionen und Reduzierung von Medikamenten diese positive Reaktion im Organismus bewirkt haben.

2. Fallbeispiel: Retinopathia diabetica

Vor der Behandlung mit Micronährstoffen waren bei dem 54-jährigen Patienten wegen diabetischen Blutungen der Netzhaut kontinuierlich Laserbehandlungen erforderlich. Rezidivierende Gefäßrupturen im Augenhintergrund und neue pathologische Gefäßbildungen konnten jedoch nicht verhindert werden. Deshalb verminderte sich das Sehvermögen zunehmend.

Diagnosen: fortgeschrittene Retinopathia diabetica Typ I, neovaskuläre Maculadegeneration, Cataract, Hypertonie. Visus vor Einnahme der Micronährstoffe 1998: RA 0,3 LA 0,2

Seit der Supplementierung mit antioxidativ wirkenden Micronährstoffen stabilisierten sich die Blutgefäßwände, die Microzirkulation des Maculagewebes regenerierte sich, so dass die typischen Veränderungen der Retinopathie zum Stillstand kamen. Die bisher üblichen Laserkoagulationen waren nicht mehr erforderlich. Das Allgemeinbefinden und das Sehvermögen haben sich signifikant verbessert und stabilisiert.

Seit 5-jähriger Micronährstoff-Einnahme besteht ein konstanter Visus von: RA 0,6 LA 0,3; binocular ein Gewinn von 100 Prozent.

3. Fallbeispiel: Maculadegeneration (weiblich, 64 Jahre)

Diagnosen: Atrophische Maculadegeneration am rechten Auge, Hypertonie, Herzrhythmusstörungen, Hypercholesterinämie und klimakterische Beschwerden. Visus vor Beginn der Micronährstoff-Therapie im Juli 2001: RA 0,4 LA 0,9. Medikamenteneinnahme vor der Micronährstoff-Therapie: Statine, zwei Psychopharmaka, ein Antiarrhythmikum, Hormone wegen klimakterischer Beschwerden, Acethylsalicylsäure, ein herzwirksames und ein magen-darmwirksames Pharmakon

8 Monate nach begleitender Micronährstoff-Therapie (Volltherapie) bescheinigt ein Augenarzt am Wohnort der Patientin folgendes Sehvermögen: Visus RA 0,8 p LA 1,0 p. Verbesserung der Sehkraft auf dem rechten Auge von 80 Prozent. Mit einer Substitution von gezielten Micronährstoffen wurde das Fortschreiten der trockenen Maculadegeneration erstens zum Stillstand gebracht und zweitens stellte sich am rechten Auge eine deutliche Visusverbesserung ein. Auch das Allgemeinbefinden der Patientin stabilisierte sich nachweislich, sowohl subjektiv als auch objektiv.

4. Fallbeispiel: Maculadegeneration und Herzrhythmusstörungen (weiblich, 75 Jahre)

Die Patientin konsultierte mich im Juni 2001 wegen stetiger Zunahme ihrer Sehbeschwerden. Diagnosen: Deutliche atrophische und beginnende neovaskuläre Maculadegeneration mit zunehmender Tendenz, Gefäßsklerose, Hypertonie, Otosklerose, Herzinsuffizienz, Herzrhythmusstörungen. Visus vor der Micronährstoff-Einnahme Juli 2001: RA 0,08 LA 0,2 p.

Diese massive Sehverschlechterung hatte sich im Verlauf der letzten Jahre gebildet. Ein Stillstand war mit der bisherigen Therapie nicht zu erwarten. Bisherige Medikamenteneinnahme: Betarezeptorenblocker, Kombination aus ACE-Hemmern und Diuretikum, Calciumkarbonat und so genannte Durchblutungsmittel.

Im März 2003 wurde von ihrem behandelnden Augenarzt folgende Visusverbesserung festgestellt: RA 0,2 LA 0,5. Im Oktober 2003 verkündete sie mir voller Freude, ihr Augenarzt hätte bei der letzten Untersuchung vor zwei Tagen erneut eine Verbesserung des Sehvermögens festgestellt und zwar: RA 0,2 LA 0,6. Dies entspricht einer Verbesserung des Sehvermögens um mehr als 100 Prozent zum Befund vom Juli 2001. Zwischenzeitlich konnten Medikamente, wie zum Beispiel der Betablocker, reduziert werden. Seit Einnahme der hochdosierten Micronährstoffe stellte sich bei der Patientin ein stabiler ophthalmologischer und kardiovaskulärer Zustand ein.

5. Fallbeispiel: Cataract (weiblich, 72 Jahre)

Diagnosen: Cataract, Opticusneuropathie, Strabismus convergens dexter mit Schielamblyopie, Herzrhythmusstörungen, Hypertonie, Hyperlipidämie, Tinnitus, klimakterische Beschwerden in der Postmenopause, gestörte Psychoimmunologie und starke Allergiebereitschaft insbesondere bei Medikamenteneinnahme. Wegen der starken Allergieneigung lehnte die Patientin jede operative Art der Cataract-Behandlung ab. Visus vor der Therapie mit Micronährstoffen im Juli 2001: RA 0,1 LA 0,3; Nahvisus: Nd II.

Visus mit Micronährstoffen im Juni 2003: RA 0,1 LA 0,6 p, binocular ein Gewinn von 80 Prozent. Mit der Substitution von gezielten Micronährstoffen konnte eine Teil-Remission der Cataract und des Allgemeinbefindens erzielt werden.

6. Fallbeispiel: Wachstumsstörung (männlich, 14 Jahre)

Der Patient litt an einer Wachstumsstörung und hatte vor der Behandlung eine Größe von 1,59 Meter und verspürte bei sportlichen Betätigungen keinerlei Kondition. Diagnosen: Wachstumsstörungen (verminderter Längenwuchs), Leistungs-abfall und ausgeprägte Infektanfälligkeit. Therapiebeginn mit Micronährstoffen: Juli 2001

Im Mai 2003 - nach knapp 2 Jahren Therapie - betrug die Größe des Patienten 1,75 Meter mit regelrechtem Muskelaufbau. Leistungsabfall und Infektanfälligkeit reduzierten sich auf ein erträgliches Minimum. Sportliche Unternehmungen bereiteten wieder Freude.

7. Fallbeispiel: Angina pectoris und Herzrhythmusstörungen (männlich, 73 Jahre)

Der 73-jährige Patient mit Hypertonie und ausgeprägten Herzrhythmusstörungen bei schwerer Herzinsuffizienz war trotz der heute üblichen Medikation unfähig, eine kurze Wegstrecke ohne Atemnot und Pausen zu bestreiten, ein typischer Fall der so genannten absoluten „Schaufensterkrankheit". Diagnosen: Herzrhythmusstörungen, Herzinsuffizienz, Angina pectoris, Hypertonie, Hypercholesterinämie, Pollinosis, RA: beginnende Maculadegeneration, Synchisis scintillans. Medikamenteneinnahme vor der Micronährstoff-Therapie: Antiarrhythmicum, Blutdrucksenker (Antihypertensivum), Diuretikum, Medikament zur Hemmung der Blutgerinnung, als Gegenspieler von Vitamin K.

Trotz bestmöglicher kardiologischer Betreuung gelang es nicht, die Herzleistung des Patienten auf ein lebensfähiges Maß zu stabilisieren. Deshalb entschied sich der Patient zu einer begleitenden antioxidativen Behandlung.

Therapiebeginn (Volltherapie) mit begleitenden Micronährstoffen: September 2001. Nach spürbarer Stabilisierung seiner Herzleistung konnten - bei gleichzeitiger Erhöhung der Micronährstoff-Dosierungen - die herkömmlichen Medikamente nach und nach vermindert und teilweise abgesetzt werden.

Heute - nach 18 Monaten - nimmt er fast ausschließlich täglich hochdosierte Micronährstoffe und ist wieder in der Lage, in tausend Meter Höhe mehrere Stunden problemlos zu wandern. Unter anderem hat sich der ophthalmologische Befund derart gefestigt, dass die vormals aufgelockerte Maculastruktur deutlich stabilisiert wurde und sich somit ein verbesserter konstanter Visus einstellte.

8. Fallbeispiel: Myocarditis (männlich, 32 Jahre)

Der Patient bekam Mitte November 2002 plötzliche Schmerzen im linken Bein. Wegen des Verdachts einer Beinvenenthrombose wurde er stationär aufgenommen. Diagnosen: Myocarditis, Hypertonie.

Der Vater des Patienten wird seit mehreren Jahren - wegen ähnlicher kardiologischer- und vasosklerotischer Beschwerden - mit hochdosierten Micronährstoffen begleitend zur konventionellen Medizin erfolgreich behandelt. Aus diesem Grunde wünschte der Patient ebenfalls eine antioxidative Substitution.

Trotz einer anfänglich deutlich verminderten Herzleistung verbesserte sich das Herzleistungsvolumen erheblich, so dass er nach kurzer Zeit die Klinik verlassen konnte.

Die Gesundheit des Patienten ist vollständig wiederhergestellt. Seit Einnahme der Micronährstoffe verspürt er dauerhafte Leistungsfähigkeit, auch in Stresssituationen.

9. Fallbeispiel:
Immunologische Abwehrschwäche (männlich, 32 Jahre)

Der Patient verspürte zunehmend verminderte Belastbarkeit bei seiner verantwortungsvollen beruflichen Tätigkeit. Ebenso ärgerte ihn vermehrter Leistungsabfall bei seinen sportlichen Aktivitäten. Infektanfälligkeit und Hautveränderungen waren die Folge. Diagnosen: Immunologische Abwehrschwäche, Candidamykosen, Akne, psychische Belastungen, Tinnitus und Haarausfall.

Einnahme der Micronährstoffe seit November 2002. Nach 5 Monaten antioxidativer Therapie konnten Belastbarkeit und Leistungsfähigkeit deutlich gesteigert werden. Die vormals deutlich verminderten autoimmunologischen Abwehrmechanismen normalisierten sich, so dass sich besonders seine Infektanfälligkeit - auch bezüglich der Mykosen - auf ein kaum mehr wahrnehmbares Mindestmaß reduzierte. Die dermatologischen Veränderungen sind nicht mehr nachweisbar.

10. Fallbeispiel:
Maculadegeneration und Asthma (männlich, 79 Jahre)

Der Patient nahm seit längerer Zeit eine ergänzende bilanzierte Diät für Augenerkrankungen, die aber den erhofften Erfolg hinsichtlich einer Visusverbesserung noch nicht realisiert hatte. Diagnosen: Atrophische Maculadegeneration mit Foramen und sensorischer Abhebung, Cataract, Asthma, Bronchitis, Arthrose. Medikamenteneinnahme vor Micronährstoff-Behandlung: Sympathikomimetikum, Glucocorticoid.

Vor meiner gezielten Behandlung mit speziellen hochdosierten Micronährstoffen - im Juni 2001 - bestand folgendes Sehvermögen: RA 0,4 p LA 0,1 p.

Nach gut einjähriger Behandlungsweise bestand ein Visus von: RA 0,6 p LA 0,1. Der Patient hat die antioxidative Substitution bis heute fortgesetzt, das Sehvermögen hat sich nachhaltig stabilisiert und sogar geringfügig verbessert auf ein Sehvermögen von 60 Prozent. Die bronch-pulmonalen Beschwerden haben sich in ihrer Häufigkeit und Intensität vermindert, so dass die konservative Medikation auf ein Minimum reduziert werden konnte.

11. Fallbeispiel: Multiple Sklerose (weiblich, 62 Jahre)

Bei einer 62-jährigen Patienten wurde vor 10 Jahren eine Multiple Sklerose diagnostiziert. Die zunehmende Müdigkeit und die drastisch eingeschränkte Leistungsfähigkeit führte dazu, dass sie sogar leichte Hausarbeiten nur noch mühevoll - mit vielen Pausen - verrichten konnte. Zeitweilig litt sie unter Empfindlichkeits- und Sprachstörungen und hatte wegen starker Gliederschmerzen Mühe, einen kleinen Spaziergang zu unternehmen. Die serologischen Untersuchungen wiesen einen deutlichen Mangel von: Co-Enzym Q10, Vitamin C, B12, D3, Arginin, Calcium, Magnesium, Lycopin und ein massives Missverhältnis zwischen den Quotienten der gesättigten/ungesättigten Fettsäuren und der Quotienten der Omega-3/Omega-6-Fettsäuren auf. Ich empfahl der Patientin ihre Eßgewohnheiten zu ändern, insbesondere im Hinblick auf den täglichen Verzehr von Fleisch und Weißmehlprodukten. Nachdem die Patientin ein halbes Jahr konsequent mein Mitochondriales-Orthomolekulares Therapiekonzept befolgt hatte, verspürte sie besonders hinsichtlich ihrer Gliederschmerzen eine deutliche gesundheitliche Verbesserung. Ihre Leistungsfähigkeit und ihr Gehvermögen haben deutlich an Ausdauer zugenommen, so dass sie heute in der Lage ist, ihre Hausarbeiten mühelos zu verrichten.

12. Fallbeispiel: Herzinsuffizienz und Hypertonie (weiblich, 64 Jahre)

Diagnosen: Hypertonie, Adipositas, Herzinsuffizienz mit ausgeprägter Claudicatio intermittens (Schaufensterkrankheit)

Die Patientin konsultierte mich vor 10 Jahren wegen schwerwiegender Herzinsuffizienz und ausgeprägter Hypertonie (mit Werten um 220/110 mm Hg). Sie gab an, seit zirka 40 Jahren zu rauchen. Wegen medikamentös nur unzureichend einstellbaren Blutdrucks wünschte sie eine Therapie mit Micronährstoffen, gab aber gleichzeitig zu erkennen, dass sie auf das Rauchen nicht gänzlich verzichten könne. Bei ihrer Körpergröße von 1,65 Meter hatte sie ein Übergewicht von 60 Kilogramm, dies entspricht einem BMI (Body Mass Index) von etwa 40. Wegen häufig auftretender Atemnotbeschwerden war es ihr nicht möglich, kurze Besorgungen in ihrer Umgebung mühelos zu machen.

Die Patientin begann zunächst mit einer sehr geringen Substitution von 100 Milligramm Co-Enzym Q10, 1,5 Gramm Vitamin C, 180 Mikrogramm Selen, 500 Milligramm Magnesium. Mit dieser minimalen Dosierung und einer Reduzierung des täglichen Zigarettenkonsums von zirka 40 auf 15 Zigaretten verbesserte sich ihre Herzleistung innerhalb eines Vierteljahres dahingehend, dass sie eine leichte Anhöhe in der Nähe ihrer Wohnung mühelos gehen konnte, ohne stehen zu bleiben.

Als die Patientin bemerkte, dass sie durch die minimale Zufuhr der Micronährstoffe eine deutliche gesundheitliche Verbesserung verspürte, entschloss sie sich, die Therapie in einer höheren Dosierung fortzuführen.

Durch eine vermehrte Flüssigkeitszufuhr vor den Mahlzeiten und Verringerung der Essensmenge hatte sie nach 2 Jahren ihr Gewicht um zirka 30 Kilogramm reduziert. Pro Tag rauchte sie jetzt nur noch 5 bis 10 Zigaretten. Ihre Medikamente, ein Antihypertonicum und ein Diuretikum, konnten zusehends - wegen Stabilisierung der Blutdruckwerte - reduziert werden.

Heute, nach Jahren Einnahme von hochdosierten Micronährstoffen, nimmt die Patientin keinerlei Medikamente mehr ein! Trotz weiterhin bestehenden Übergewichtes und Rauchens verfügt sie über einen normalen Blutdruck. Die Herzleistung und das Allgemeinbefinden haben sich deutlich stabilisiert, so dass sie trotz Älterwerdens ihren Haushalt und die Gartenarbeit müheloser verrichten kann als vor Jahren. Die Patientin nimmt nach wie vor Micronährstoffe wie folgt ein: 400 Milligramm Co-Enzym Q10 (bei Bedarf 500 Milligramm), 4000 bis 5000 Milligramm Vitamin C, 210 Mikrogramm Selen, 27 Milligramm Lutein, 100 Milligramm sekundäre Pflanzenstoffe, 20 Milligramm Lycopin, 6500 Milligramm Omega-3-Fettsäuren, 500 Milligramm Magnesium sowie ein Micronährstoff-Kombinationspräparat.

13. Fallbeispiel: Moderne OP einer Maculadegeneration und anschließender Amotio-Operation (männlich, 64 Jahre)

Ein höchst unerfreuliches Fallbeispiel. Diagnosen: Maculadegeneration mit Gliose-Bildung. Dieses degenerative Problem war bei dem Patienten infolge Gefäßsklerose vor mehreren Jahren in einem Auge aufgetreten. Der Visus konnte mit gezielter Substitution von Micronährstoffen von zuerst 30 Prozent auf 50 Prozent (Aussage der Uniklinik) angehoben und gehalten werden.

Der unglückliche Verlauf bildete sich, als dem Patienten empfohlen wurde, sich mittels neuester operativer Möglichkeiten dieses störende „Macula-Gewebe“ entfernen zu lassen. Voraussetzung für diesen Eingriff ist das Absaugen des so genannten Glaskörpers, dem Stabilisator des Augeninneren. Nach dem operativen Eingriff des „Macula-Hobelns“, auch Peeling genannt, wird das Augeninnere wieder mit Gas oder öliger Substanz aufgefüllt. Gas hat den Vorteil der besseren Durchsichtigkeit, aber mindert die Netzhautstabilität. Öl stabilisiert den Bulbus, führt jedoch in kurzer Zeit zu einer progressiven Cataract (grauer Star). Die Cataract-Operation wird nach einigen Monaten erforderlich. Bei dem Patienten wurde Gas angewandt. Es destabilisierte die Netzhaut dermaßen, dass sich diese nach zirka drei Wochen in Form einer großen Blase ablöste. Wegen dieses Notfalles, einer gefürchteten Amotio (Netzhautablösung), kam es zu einer erneuten Operation mit Narkose und 10-tägigem Klinikaufenthalt.

Nach der ersten Operation war der Visus auf 20 Prozent abgesunken. Wie gesagt, vor der OP verfügte der Patient über 50 Prozent. Nach der zweiten Operation war das Sehvermögen nochmals reduziert. Zu allem Unglück wurde dem Patienten bei Verlassen der Klinik in Aussicht gestellt, dass nach Ablauf von einigen Monaten die Cataract-Operation unumgänglich sei, um den verbliebenen Restvisus zu erhalten, wie gesagt, eine völlig überflüssige, aber hochmoderne Operation!

Trotz der Hilflosigkeit, die eine Erkrankung mit sich bringt, bitte ich Sie, jede Operationsempfehlung genauestens zu prüfen. Wägen Sie ab, ob das Nichtoperieren gegebenenfalls der bessere Weg ist. Lesen Sie kritisch oder lassen Sie sich unter Zeugen genauestens aufklären, welche Nebenwirkungen die Operation verursacht. Misstrauen Sie Zusicherungen, dass Misserfolge äußerst selten wären, besonders wenn behauptet wird, dass Sie kein Risikopatient sind.

Ein ähnlich tragisches Schicksal habe ich in meinem Buch „Vitalstoffe schenkten mir mein zweites Leben“ nach einer angeblich völlig harmlosen Cataract-Operation ausführlich geschildert. Diese Patientin ist nach den Cataract- und vielen Folgeoperationen auf beiden Augen erblind und verfügte vorher über einen binocularen Visus von 80 Prozent.

Bei der Einverständniserklärung zur Operation befreit der Patient den Chirurgen von jeglicher Haftung. Gutachterprozesse gehen meistens verloren oder sind nicht bezahlbar. Denken Sie an das Sprichwort: „Eine Krähe hackt der anderen kein Auge aus.“

14. Fallbeispiel: angeblicher Brustkrebs (weiblich, 42 Jahre)

Einer 42-jährige Patientin war nach Durchführung einer Mammographie mitgeteilt worden, sie sei vermutlich an Brustkrebs erkrankt. Drei Biopsien konnten diesen Verdacht nicht bestätigen. Trotzdem wurde ihr dringend zu einer prophylaktischen Brustoperation geraten, weil - nach Auskunft der Ärzte - sich der vermeintliche Tumor nach einigen Monaten pathogen stabilisieren würde.

Der vermeintliche Stress der Ungewissheit führte die Patientin in meine Praxis. Die empfohlene serologische Untersuchung zeigte einen Mangel an verschiedenen Micronährstoffen. Um das stark geschwächte körpereigene immonologische Abwehrsystem zu stärken, wurden der Patientin die benötigten Micronährstoffe verordnet. Zusätzlich empfahl ich der verunsicherten und verständlicherweise psychisch belasteten Patientin eine Kernspintomographie durchführen zu lassen. Weil das Ergebnis der Mammographie ausreichend sei, wurde der Wunsch nach einer Kernspintomographie zunächst aus Kostengründen von den behandelnden Ärzten abgelehnt. Erst nach der Ankündigung, diese Untersuchung - falls nachweislich überflüssig - selbst zahlen zu wollen, wurde ihrem Wunsche entsprochen. Die Diagnose Krebs konnte nicht bestätigt werden, zur unsagbaren Freude der Patientin.

KAPITEL 10

GENUSSGIFTE

Abhängigkeit von Genussgiften

Zur Neutralisierung der Genussgifte und ihrer Antigene müssen im autoimmunologischen Abwehrsystem der Leber spezifische Antikörper synthetisiert werden. Diese konstant produzierten Abwehrmoleküle benötigen - gewissermaßen paradox - zu ihrer eigenen Neutralisierung wiederum die körperfremden Antigene.

Das Genussmittel verursacht die abwehrenden Antikörper, diese jedoch fördern die Sucht und halten sie aufrecht.

Die ungewollte Abhängigkeit hat begonnen.

Bei einer permanenten Zufuhr von Genusstoxinen entsteht zur deren Abwehr im Blut ein Überschuss der eigentlich körperfremden Antikörper und fördert die Nervosität so wie die Entzugserscheinungen der abhängigen Genießer, bis durch ein ausreichendes Angebot der Antigene eine trügerische Befriedigung erreicht ist. Dieser angeblich beruhigende Effekt der Genussmittel: Tabak, Alkohol usw. produziert ein ständig größeres Potenzial von Antikörpern mit der Folge, dass die Zeitabstände zwischen dem Konsum der einzelnen Genuss - Substanzen verkürzt und die Abhängigkeit vergrößert wird.

Die Sucht kann zur manifesten Krankheit werden. Damit die pathologische Abhängigkeit von Genussgiften vermieden wird, müssen Micronährstoffe täglich in hoher Konzentration substituiert werden, damit die Überbelastung des Immunsystems weitgehend vermieden wird.

In meiner Praxis höre ich von Intensivrauchern häufig zwei Gründe, warum sie mit dem Rauchen nicht aufhören. Wenn ich nervös bin, beruhigt mich nur die Zigarette und Nichtrauchen fördert bei mir Gewichtzunahme. Aus welchen Gründen Genussgifte beruhigen, habe ich oben erläutert. Die Gewichtzunahme lässt sich wie folgt begründen: Während der intensiven Belastung durch Genussgifte konzentriert sich die immunologische Abwehr des Leberparenchyms vorrangig mit der gezielten Synthese abgestimmter Antikörper. Erst wenn diese nach mehrmonatiger Abstinenz von Tabakgenuss nur noch sehr vermindert produziert werden, können sich die Leberzellen wieder ihrer eigentlichen Aufgabe, dem Energieaufbau, widmen. Es beginnt die Einlagerung von Reservestoffen in die Fettdepots. Der von der ehemaligen Abhängigkeit geheilte Körper nimmt an Gewicht zu. Falls nun vermehrt statt Tabak Süßigkeiten einen Ersatz bieten, möchte ich darauf hinweisen, dass diesbezüglich ebenfalls Disziplin erforderlich ist, um das Gewicht zu halten.

KAPITEL 11

ZUSAMMENFASSUNG

Bereits Prof. Dr. K. Folkers stellte fest: „Alle verordneten Arzneien sind mit Nebenwirkungen behaftet". Dieser schädliche Umstand wird bedauerlicherweise als ein normales Muss angesehen. Deshalb ist es für den Patienten und den behandelnden Arzt kaum glaubhaft, dass Micronährstoffe keine Nebenwirkungen verursachen sollen. Aus diesem Grund konnte sich jahrelang das Ergebnis fehlerhafter Auswertungen halten, wie zum Beispiel „Vitamin C fördert in hoher Konzentration Nierensteine". Diesen Unsinn habe ich im Kapitel 3 widerlegt.

Bedauerlicherweise kann auf nebenwirkungsintensive, chemisch hergestellte Arzneien nicht immer generell verzichtet werden, wie zum Beispiel Antibiotika. Eine begleitende Micronährsstoff-Therapie ist ein effektiver Beitrag zur Reduzierung oder Eliminierung der Nebenwirkungen von Medikamenten bei einer Vielzahl von Erkrankungen.

Leider finden sich in maßgeblichen deutschen Institutionen (im Gegensatz zu vielen europäischen Nachbar-Ländern) Gegner dieser Substitution mit Micronährstoffen. Die Therapie mit hochdosierten Vitalstoffen wird bei uns extrem behindert, indem immer wieder von angedichteten Nebenwirkungen durch hochdosierte Micronährstoffe berichtet wird. Es gibt keinen Nachweis über gravierende Nebenwirkungen bei Vitalstoffen, im Gegensatz zu Medikamenten, wie es insbesondere der Lipobay-Skandal und viele andere bewiesen haben.

Ab dem 01.04.2004 - entsprechend der EG-Verordnungen Nr.: 1829 + 1830/2003 - müssen Produkte, die dem Lebensmittelrecht unterliegen und genetisch verändert sind, diesbezüglich gekennzeichnet werden. Dies gilt auch für Nahrungsergänzungsmittel. Als verantwortungsbewusster Mediziner kann ich diesem Gesetz nur voll zustimmen. Kritisieren muss ich jedoch, dass diese Verordnungen nicht für Arzneimittel gelten. Dies bestätigt die Vermutung, dass bei der Vielzahl der Nebenwirkungen heutiger

Medikamente es völlig unerheblich ist, ob zusätzlich infolge von genveränderten Organismen Spätschäden entstehen können. Bei den von mir entwickelten Präparaten werden keine genveränderten Inhaltsstoffe verwendet.

In all den Jahren haben meine Frau und ich nach speziellen Produkten gesucht, die meine Behandlungsweise optimieren sollten, so dass im Laufe der Jahre zusehends eigene Entwicklungen mein Therapiekonzept prägten. Heute sind diese kompatiblen Präparate die Erfolgsgarantie meiner Behandlungsweise und werden jedem Patienten individuell verordnet.

Das Ziel meines Mitochondrialen-Orthomolekularen Therapiekonzeptes ist die Erforschung und Behandlung der Ursache von akuten oder chronischen Erkrankungen, die auf ernährungsphysiologische Mangelzustände im Organismus zurückzuführen sind. Eine optimale Zusammensetzung von Nahrungsmitteln und eine täglich ausreichende Substitution von verschiedenen Micronährstoffen ist der Grundstein für ein intaktes Immunsystem.

Einigen Gelehrten scheint das Wissen über den Aufbau des menschlichen Körpers abhanden gekommen zu sein, denn sie berücksichtigen bei ihrer Behandlungsweise nicht, dass der Organismus einzig und allein aus einer Vielzahl von microbiologischen Molekülen aufgebaut ist. Daraus folgt meines Erachtens nach die Feststellung, dass ernährungsphysiologisch bedingte Erkrankungen nur effektiv behandelt werden können, wenn dem Organismus die fehlenden Bausteine wieder zugeführt werden.

Weil unsere alltägliche Standard-Ernährung die erforderlichen Vitalstoffe in unzureichender Menge anbietet, müssen diese zur Gesunderhaltung zusätzlich eingenommen werden. Gesunde Lebensführung und Optimierung des antioxidativen Potenzials mit den erforderlichen Micronährstoffen verhindern - durch rechtzeitige Prävention - vermeidbare Krankheiten. Wer diese Chance wahrnimmt und meinen Empfehlungen folgt, erhält seine Leistungsfähigkeit und Vitalität bis ins hohe Alter

Es sollte uns misstrauisch machen, dass trotz einer Vielzahl von Medikamenten und neuen Operationsmethoden Krankheiten nicht geringer sondern immer häufiger auftreten. Die heutige zunehmend seelenlos ausgeprägte Medizin vermittelt einem das Gefühl einer Schlachthof-Atmosphäre. Hinzu kommt die erschreckende Erkenntnis, dass jede zweite gestellte Diagnose eines Jung-Mediziners und jede fünfte eines Chefarztes falsch sind. (Quelle: Bio; Das aktuelle Interview mit Kurt Blüchel, Heilen verboten, töten erlaubt, 1/2004). Zweifel sind angesagt, Zweifel an der viel gepriesenen, guten medizinischen Versorgung in Deutschland. Jeder Einzelne ist aufgefordert, durch Mitverantwortung und Eigeninitiative einen Umkehrprozess zu bewirken. Durch bewusste Lebensführung, gepaart in der Kombination mit Micronährstoffen, haben wir die Chance, gesund zu bleiben oder gesundheitliche Beeinträchtigungen auf ein erträgliches Maß zu reduzieren.

Im Jahre 2001 waren meine Frau Theresia und ich in einer Talkshow in der ARD zu Gast. In dieser Sendung wurde unter anderem auch über Medikamentenvergiftung gesprochen. Die Zuschauer erfuhren von uns über die Therapiemöglichkeit mit Micronährstoffen. Aus der Flut der Anfragen nach der Sendung wurde deutlich: Der Wunsch nach „einer Pille“, die ewige Gesundheit verheißt, ist groß, allerdings ohne die Bereitschaft, gewisse negative Gewohnheiten aufzugeben. Nur wer in seinem Bewusstsein speichert, dass die Verantwortung für ein gesundes Leben in der Eigenverantwortung liegt, wird die Kraft aufbringen, den vielen Quellen des Genusses zu widerstehen. Gesundheit, Vitalität und Leistungsfähigkeit sind kostbare Güter, die es gilt, ein Leben lang zu erhalten. Wer rechtzeitige Maßnahmen ergreift, und diese beginnen bereits in der Schwangerschaft, wird mit Freude feststellen, wie prachtvoll und gesund Kinder aufwachsen können.

Der heutigen medizinischen Lehre fehlt die dogmatische Einbeziehung ernährungsphysiologischer Grundsätze bei der Behandlung von Zivilisationserkrankungen. Die große Verunsicherung bei Patienten und der nicht begründete Widerstand von Kollegen mit dieser neuen Therapierichtung hat mich bewogen, meine Erkenntnisse und Erfahrungen mit der Mitochondrialen- und Orthomolekularen Medizin zu Papier zu bringen. Aber auch die herrschsüchtigen Entgleisungen einiger Vertreter unseres Berufsstandes - eben der „Halbgötter in Weiß“ -

zwangen mich, darauf aufmerksam zu machen, dass nicht alles verworfen werden darf, nur weil man es nicht kennt oder davon noch nie etwas gehört hat. Viele neue Therapien wurden zu Beginn ihrer Entstehung verworfen, Therapeuten als Scharlatane tituliert. Heute sind diese Methoden, wie zum Beispiel die Kneiptherapie, schulmedizinisch anerkannt. Ist es Unwissenheit oder mangelndes Interesse, sich mit neuen therapeutischen Richtungen auseinander zu setzen? Wer so einseitig und engstirnig behandelt, muss sich den Vorwurf der akademischen Arroganz gefallen lassen.

Der heutige micronährstoff-interessierte Verbraucher hat es schwer, infolge des umfangreichen Sortiments von Nahrungsergänzungsmitteln in den Regalen, die Wahl des richtigen Produktes zu treffen, das seinen Bedürfnissen gerecht wird. Weil die Entwicklungs- und Produktionskosten in Deutschland sehr hoch sind, werden vorzugsweise kleine Packungsgrößen mit geringen Konzentrationen angeboten, damit der Preis vom Endverbraucher toleriert wird. Diese Produkte können wegen ihrer teilweisen Unvollständigkeit an Micronährstoffen und deren Minimaldosierung serologisch nachgewiesene Mangelzustände nicht beheben. Dies hat zur Folge, dass die erhoffte gesundheitliche Verbesserung äußerst unbefriedigend ist und deshalb die weitere Substitution von Micronährstoffen bald eingestellt wird.

Die Angst vor den vielen Micronährstoff-Kapseln

Einige meiner Patienten hegen eine gewisse Scheu, drei bis vier mal täglich mehrere oder sogar viele dieser Kapseln einnehmen zu müssen.

Wie bereits in meinen bisherigen Ausführungen erläutert, dürfen Produkte als Nahrungsergänzungsmittel in Kapseln nur eine behördlich festgelegte geringe wirksame Konzentration aufweisen. Bei serologisch nachgewiesenen Mangelzuständen reichen diese Minimaldosierungen nicht aus, um das Defizit auch nur annähernd auszugleichen. Die Wirksamkeit der Micronährstoffe ist abhängig von der Konzentration des Wirkstoffes. Deshalb möchte ich nochmals darauf hinweisen, dass erst eine größere Menge dieser gering dosierten Kapseln die nötige therapeutische Effizienz bietet und den erhofften gesundheitlichen Erfolg bringen kann.

Die Wirkungsweise von Präparaten ist von deren Galenik, hohem Reinheitsgrad und der intestinalen Resorption abhängig, damit ein ernährungsphysiologisch-therapeutischer Effekt im Organismus ermöglicht wird. Bei einem therapeutischen Einsatz messe ich der Konzentration von Micronährstoffen die größte Bedeutung bei. Nur durch die Auswahl der richtigen Substanzen und unter der Anleitung eines erfahrenen Orthomolekular- Mediziners führt eine begleitende Micronährstoff- Therapie zum Erfolg.

Mein Mitochondriales-Orthomolekulares Therapiekonzept beruht auf meinen jahrelangen Erfahrungen mit der Behandlung von Micronährstoffen, deren effektive Wirksamkeit durch die Vielzahl meiner zufriedenen Patienten Bestätigung findet.

Dieses Buch präsentiert eine neue nebenwirkungsfreie Behandlung mit Micronährstoffen, die plausibel nachvollzogen werden kann. Meine Ausführungen sollten die Therapeuten ermutigen, neue Wege in der Medizin zu gehen.

Wenn die Ausführungen in diesem Buch dazu führen, die Akzeptanz der Mitochondrialen- und Orthomolekularen Medizin bei uns zu vergrößern und die Bereitschaft der Mediziner steigt, Micronährstoffe in ihre Behandlungsweise mit einzubeziehen, so hat dieses Buch seinen Zweck erfüllt.

LITERATURVERZEICHNIS

Felicitas Reglin: *Bausteine des Lebens - Aminosäuren in der Orthomolekularen Medizin* • Ralf Reglin Verlag Köln, 2. vollständig neu überarbeitete Auflage, 2003

K. Glagau, M. Gesche, S. Matthei, G. Metz, G. van Oost: *Mikronährstoffe und Ernährung - Aspekte für die Praxis* • Forum Medizin Verlagsgesellschaft,2001

Prof. Dr. Linus Pauling: *Das Vitamin-Programm - Topfit bis ins hohe Alter* • Mosaik bei Goldmann, 1992

Dr. Franz Enzmann: *Die elementare Multifunktion von Coenzym Q10 bei der Universalität bioenergetischer Zellprozesse und seine Bedeutung für Gesundheit und Krankheit* • Intervalor Handels GmbH, 2. völlig neu bearbeitete Auflage, 1999

Prof. Dr. Walter Hartenbach: *Die Cholesterin-Lüge - Das Märchen vom bösen Cholesterin* • F. A. Herbig Verlagsbuchhandlung GmbH, 12. Auflage, 2003

H. Dietl, M. Gesche: *Herzaktive Nährstoffe - Neue therapeutische Ansätze bei kardiovaskulären Erkrankungen durch den Einsatz von Mikronährstoffen* • Spitta Verlag GmbH, 2. Auflage, 1999

H. Dietl, O. Arend: *Die Bedeutung von Mikronährstoffen bei seniler Katarakt, altersabhängiger Makuladegeneration und diabetischer Retinopathie* • Forum Medizin Verlagsgesellschaft, 1999

Uwe Gröber: *Orthomolekulare Medizin - Ein Leitfaden für Apotheker und Ärzte* • Wissenschaftliche Verlagsgesellschaft mbH Stuttgart, 2. neu bearbeitete und erweiterte Auflage, 2002

Norbert Fuchs: *Mit Nährstoffen heilen - Eine Einführung in die komplexe Orthomolekulare Nährstoff-Therapie* • Ralf Reglin Verlag Köln, 2. überarbeitete und erweiterte Auflage, 2001

Dr. Andreas von Maxen, Dr. Gabi Hoffbauer, Andreas Heeke: *Kursbuch Medikamente und Wirkstoffe* • Zabert Sandmann GmbH, 2000

Dr. Klaus-Dieter Koloczek: P*rävention durch Nahrungsergänzung - Wissenschaftliche Basisinformation für den Einsatz von orthomolekularen Produkten in Deutschland* • 1999

Pschyrembel Klinisches Wörterbuch 259. Auflage, Walter de Gryter, 2002

Gunter Metz: *Omega-3-Fettsäuren - eine Standortbestimmung zum Millennium* • Forum Medizin Verlagsgesellschaft, 2000

Laraine, C.: *Vitamin C - ein Geschenk* • Ralf Reglin Verlag, Köln, Deutsche Ausgabe, 12. Jahrgang Juni 2004

Hugh Riordans: www.brightspot.org

Dr. Arnulf Fahl: *Können Antioxidantien vor Maculadegeneration schützen?* • Sonderdruck aus JOM 11, 2 (2003) 143-153, Deutsche Ausgabe, 11. Jahrgang Juni 2003

Dr. Arnulf Fahl: *Vitalstoffe schenkten mir mein zweites Leben - Q10, Vitamin C und andere waren meine Retter* • VitaVital GmbH & Co. KG, 2003

STICHWORT-REGISTER